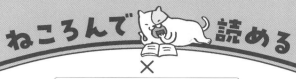

緩和ケア

Dr.'s Prime Academia

「聴く・待つ・ともにある」
医療従事者に向けた実践書

**全ての現場で役立つ緩和スキル
＋「明日は良くなる」希望の書！**

Nekoronde Yomeru Series

神谷浩平 著

(一般社団法人 MY wells 地域ケア工房 代表)
(元・山形県立中央病院 緩和医療科科長)

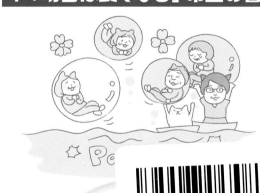

MC メディカ出版

新しい時代の緩和ケア
〜すべての人に届くケアへ〜

　　　　　幸せとは、そのまま変わらないで続いてほしいような、そんな状態である。
ベルナール・フォントネル（Bernard le Bovier de Fontenelle 1657-1757 フランスの著述家）

　この 30 年ほどで、日本の緩和ケアは大きく変わりました。1990 年代に
ホスピス・緩和ケア病棟を中心にがん終末期のケアとして日本に広まって
いった緩和ケアは、2000 年代後半からはがん診断時から治療と並行して
切れ目なく提供されるケアとして、緩和ケアチームや外来において整備が
進みました。さらに近年では、がん以外の心不全や慢性呼吸器疾患、神経
難病や腎不全などの慢性疾患や、救命を目的とした救急・集中治療領域、
そしてフレイルや認知症など、すべての「重い病（serious illness）」を生
きる人や家族に、緩和ケアのニーズがあることが明らかになっています。

　しかし、緩和ケアの「担い手は誰か」ということになると、多くの現場
の理解は非常にあいまいです。緩和ケアチームや緩和ケア病棟とのつなが
りがない、紹介する専門家が少ない、一般の診療科の医師や看護師が具体
的にどこから手をつけてよいのかわからない、という声もよく聞かれます。
本書は、そのような「現場の医師や看護師、医療介護従事者」にお届けし
たい思いで執筆しました。

　これからの緩和ケアは、専門家が行うケアから、皆さんが日々診療を続
ける一般病棟、外来、地域、施設など、すべての医療介護従事者がそれぞ
れの専門性を生かしながら、大切な人が「最期までよりよく生きるための
ケア」として提供されるものに変わっていきます。つまり、進行がんのよ
うな比較的予後の見通しが立てやすい疾患だけでなく、慢性疾患の急性増
悪に対する治療の必要な段階や、老衰や認知症、精神疾患を抱えた人など、
どこからが終末期かわからない対象へと、より広く包摂的な緩和ケアの提
供が必要なのです。

　「フェーズフリー」とは防災の概念で、いつ起こるかわからない災害に

対して、「いつも＝日常」と「もしも＝非常時」の２つのフェーズ（局面）をフリー（自由）にして、平時から身の回りで使っているモノやサービスを災害時にも役立てよう！という考え方です。私はこれを緩和ケアにも当てはめたいと思います。つまり、「ここからが緩和ケア」という考えではなく、日常の診療、ケアから始めて、患者さんの苦痛や病状の変化を鋭敏に周囲と共有し、（防災の自助・共助・公助のように）それぞれの現場で「自助・共助的な緩和ケア」が求められている時代なのではないでしょうか。もちろん、専門緩和ケアはそれをサポートします。

　緩和ケアの基本は、困っている人、苦しいと感じている人に、その場で向き合い、できるだけの対応をすることです。そのためには、専門家に託したり自分にはできないと切り捨てるのではなく、まずは「あなたの苦痛を和らげる準備がありますよ」という技術的な裏づけをもった保証を与えられるチームを皆さんご自身が作っていくことが、患者さんへの何よりの福音になると思っています。

　本書を手にとってくださった皆さんが、目の前の患者さんの「痛みや吐き気を感じず楽に過ごせる」「安心して夜を迎え、朝までぐっすり休める」「家事や犬の散歩をしていた日常を取りもどす」「『よい人生だった』と最後に振り返る」支援の担い手となられることを願っています。

　最後に、医師である私たちも、いつかは重い病をかかえる同じ人間です。ほかの医療職、そして患者さん・ご家族と対等に話し合い、仲間となって励まし合いながら、「明日は良くなる」という希望をもって、緩和ケアを学び、実践しましょう。

2024 年 7 月　山形市内の自宅にて

一般社団法人 MY wells 地域ケア工房 代表
神谷浩平

ねころんで読める

緩和ケア

Contents

新しい時代の緩和ケア～すべての人に届くケアへ～ ……………… 2

本企画について／Dr.'s Prime Academiaとは？／

ご購入いただいた方へ ……………………………………………… 6

1章 緩和ケアとは ………………………………… 7

2章 全人的苦痛とチーム医療 ……………………… 25

3章 身体的な痛みの緩和ケア ……………………… 39

4章 痛み以外の身体症状 ………………………………107

①呼吸器症状～息する限り、希望をもつ～ …………108

②消化器症状～尊厳を保ち、回復するために～ ……131

③せん妄～穏やかな日常を脅かす「最大の危機」～ ……154

5章 日常生活から支える緩和ケア
～「揺れない船」の作りかた～ ………………… 181
①便秘（排便）の緩和ケア ………………… 183
②食欲不振～「食べられない」「栄養が足りない」への緩
　和ケア～ ………………… 192
③「不眠」への対処と緩和ケア
　～よりよい朝を迎えるために～ ………………… 202

6章 精神的なつらさへの緩和ケア ………………… 215

7章 苦痛緩和のための鎮静
～終わりではなく、よりよい明日のために～ … 241

8章 おわりに：
誰もが緩和ケアの担い手となるために ………… 261

資料ダウンロード方法 ………………… 270
（資料1　症状緩和を目的とした皮下点滴可能な薬剤一覧、資料2
SPIKES：悪い知らせを伝えるプロトコール、資料3　SHARE：悪
い知らせを伝えるプロトコール、資料4　NURSE：感情に対するス
キル）
著者紹介 ………………… 271

本企画について

　本企画は、Dr.'sPrime Academia で実施した神谷浩平先生のオンライン勉強会がベースとなっています。

　神谷先生は、山形県立中央病院の緩和医療科科長を勤めた後に、一般社団法人 MY wells 地域ケア工房を立ち上げ、多様な現場や地域における緩和ケア・コンサルタントとしてご活躍中です。

　勉強会には疾患や時期・場所を問わず、「基本的緩和ケア」が患者さんやご家族に向き合うすべての医療従事者のものになってほしいという想いで登壇されました。患者さんのニーズを踏まえながらチームで「質の高い医療」を実現してもらえるよう、プライマリケアの医師を中心に、これまで培った知見や経験を丁寧に共有いただいております。

　この本を手に取った方々に「自分にもできることが広がりそうだ」と感じていただけることを神谷先生はじめ、弊社一同、心から願っております。

Dr.'s Prime Academia とは？

　Dr.'s Prime Academia は、医師向け勉強会サービスであり、医師・医学生が無料で視聴できる開催数月 600 件の大規模勉強会プラットフォームです。救急対応から問診のコツ、手技系などの診療にかかわるものから、資産形成、キャリア相談、AI、開業支援セミナーなど多岐に渡っており、多くの医師が新しい知見を得ることができます。若手からベテラン医師まで、勤務医・開業医にかかわらず、年間 10 万人以上視聴いただいております。

＊ 2024 年 8 月現在、Dr.'s Prime 社調べ

https://academia.drsprime.com/

神谷浩平先生の
特設ページ！

ご購入いただいた方へ

　本書をご購入いただいた方を対象に、神谷先生のオンライン勉強会シリーズ【"明日から良くなる！"緩和ケア Dr. 神谷の実践講義】より抜粋したアーカイブ動画を特別にお届けいたします。また、Dr.'s Prime Academia では、神谷浩平先生をはじめ多くの先生方の素晴らしい講演が毎日多数配信されておりますので、ぜひこの機会にご視聴ください！

2024 年 9 月

ドクターズプライム 代表・医師
田　真茂

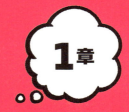

緩和ケアとは

緩和ケアの目標

緩和ケアとは何か、その主体は誰か

寝転びながら考えてみましょう。

皆さんにとって、緩和ケアとは何でしょうか？

世界保健機関（WHO）は 2002 年に緩和ケアを次のように定義しています（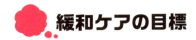）[1,2]。

> 緩和ケアとは、生命を脅かす病に関連する問題に直面している患者とその家族のQOLを、痛みやそのほかの身体的・心理社会的・スピリチュアルな問題を早期に見出し的確に評価を行い対応することで、苦痛を予防し和らげることを通して向上させるアプローチである[1]（傍点筆者）。

ここには、緩和ケアの目標は患者と家族の生活の質（QOL）の向上であると書かれています。そして、苦痛の予防や緩和はあくまでも結果ではなく手段（方策）であり、それは多面的な評価とチームでの対応を通じて得られるというのです。

それは、がんや多くの病気で苦しむ患者さんの痛みを和らげたり、呼吸の苦しさや吐き気を軽減したりする医療ともいえますし、精神的・社会的につらさを抱えた人や家族に温かく接するためのコミュニケーションともいえます。そしてその目標は、その人自身の豊かな（質の高い）人生（Quality of Life）です。

ねころんで[猫]読める緩和ケア

表1 緩和ケアの定義

　緩和ケアとは、生命を脅かす病に関連する問題に直面している患者とその家族の QOL を、痛みやそのほかの身体的・心理社会的・スピリチュアルな問題を早期に見出し的確に評価を行い対応することで、苦痛を予防し和らげることを通して向上させるアプローチである。

緩和ケアは
・痛みやそのほかのつらい症状を和らげる
・生命を肯定し、死にゆくことを自然な過程と捉える
・死を早めようとしたり遅らせようとしたりするものではない
・心理的およびスピリチュアルなケアを含む
・患者が最期までできる限り能動的に生きられるように支援する体制を提供する
・患者の病の間も死別後も、家族が対処していけるように支援する体制を提供する
・患者と家族のニーズに応えるためにチームアプローチを活用し、必要に応じて死別後のカウンセリングも行う
・QOL を高める。さらに、病の経過にもよい影響を及ぼす可能性がある
・病の早い時期から化学療法や放射線療法などの生存期間の延長を意図して行われる治療と組み合わせて適応でき、つらい合併症をよりよく理解し対処するための精査も含む

英語原文：
Palliative care is an approach that improves the quality of life of patients and their families facing the problem associated with life-threatening illness, through the prevention and relief of suffering by means of early identification and impeccable assessment and treatment of pain and other problems, physical, psychosocial and spiritual.

Palliative care:
・provides relief from pain and other distressing symptoms;
・affirms life and regards dying as a normal process;
・intends neither to hasten or postpone death;
・integrates the psychological and spiritual aspects of patient care;
・offers a support system to help patients live as actively as possible until death;
・offers a support system to help the family cope during the patients illness and in their own bereavement;
・uses a team approach to address the needs of patients and their families, including bereavement counselling, if indicated;
・will enhance quality of life, and may also positively influence the course of illness; and
・is applicable early in the course of illness, in conjunction with other therapies that are intended to prolong life, such as chemotherapy or radiation therapy, and includes those investigations needed to better understand and manage distressing clinical complications.

解説：緩和ケアの目標は個々の人生の質（QOL）の改善であり、苦痛の緩和はそのための方法である。疾患・時期・状態を問わず、患者と家族のニーズに焦点を当てて提供される。

（文献 1、2 より引用改変）

ここには、緩和ケアの核心が端的に述べられています。それは、緩和ケアの主体は医療従事者ではなく患者さんやご家族にあるということです。

つらいとき、あなたなら、どんな声かけをされたい？

いま寝転んでいる私たち自身に置き換えてみましょう。

皆さんも、今日は体がしんどいな、今週忙しかったからな、という週末はどのように過ごしますか？ それぞれが好きなテレビをみたり、体を休めたり、気分転換を図ったりするかもしれません。もちろん寝転んでまで緩和ケアの本を読まずに、漫画や雑誌をのんびり読むのも最高ですね。

しかし、皆さんのなかには、多少、体がつらいときも長く休んだり、気持ちを上手に切り替えたりするのが苦手な人もいますね（筆者もその一人です）。後者のタイプの人が、たとえば周囲から「あなたは疲れているからしっかり休みなさい。自分の時間も家族の時間も大切にしなさい。それができないのは、仕事の効率にも職場での評価やチームの成果にも影響しますよ」などと、したり顔で言われれば、どんな気持ちになるでしょうか。

それよりも、気の合う仲間や上司が程よい距離を保ちながら、ふとしたタイミングで「最近よくがんばっているね。よければ、仕事や生活の話を何でも聞くよ！」と飲みに誘ったり、「○○がいて助かるよ。こっちも△△を手伝わせてほしいな」などと、さりげなく声をかけてくれたほうがうれしいのではないでしょうか。

緩和ケアの2つの中心：
「苦痛や苦悩の緩和」と「心のこもった全人的なケア」

緩和ケアには、あたかも楕円のように2つの中心があるといわれています。

一つは「苦痛や苦悩の緩和」という点、もう一つは「心のこもった全人的なケア」という点です。前者では、問題（苦痛）を「緩和するべき対象」と捉えますが、後者は「それぞれに異なる個別の困りごとやつらさに、その人自身が対処できるようにナビゲートしたり、見守ったりする」姿勢が

求められます。

　緩和ケアの目標は、十人十色である「人生の質」です。私たちは病気（illness）や苦痛（pain, suffering）だけでなく、それがその人にもつ意味（meaning）を知ることから始めましょう。「多少苦しくてもやっていける」という人もいれば、「しっかり痛みやつらさを減らしてほしい」という人もいるのです。

　具体的には「痛みがあってできないことって、どんなことですか？」「もっと楽に過ごしたいという気持ちはありますか」などの質問を通して生活の支障や包括的な苦痛の評価を行い、ニーズを把握しましょう。

　また、定義にはありませんが、私たち自身がその人の側に立ち、会話やケアの最後は穏やかに微笑むことも、緩和ケアに含まれることを忘れないようにしましょう。それが悩み迷う相手にとって「このうえない良薬」となることは間違いありません。

緩和ケアの開始：
病状や治療に限らず、ニーズに合わせよう！

早期からの緩和ケアの効果

　よく現場で話題になる「緩和ケアはいつから開始するのか」という問いに対しての答えは、緩和ケアは疾患の種類や時期に限定されるべきではないということです。これまでは、積極的治療の中止を告げられた終末期のがん患者さんが「緩和ケアに移行する」というイメージが強かったかと思います。

　しかし緩和ケアは、必ずしも終末期に開始されるものではありません。たとえば救急搬送されてきた患者さんに対して、懸命の救命処置を行いつつ苦痛が増強しないように配慮することや、不安や悲しみに襲われているご家族に配慮したコミュニケーションをとることも大切な緩和ケアです。現在、がん医療においては国際的にも治療と並行して緩和ケアが提供され

ることで、生命予後、生活の質ともに向上するという報告（図1）[3]がもととなり、多くの治療ガイドラインや、がん対策基本法で「早期からの緩和ケア」の提供がコンセンサスとして推奨されています。緩和ケアは、治療の状況や治療を行う主治医の意見にこだわらず、あくまでも「生命を脅かす病に関連した問題に直面する人と家族のニーズ」で開始するのです。

緩和ケアの対象は「いまのつらさ」だけではない！

もう一つ忘れてはならないのは、緩和ケアは患者さんの「いまのつらさ」だけを対象としない、ということです。重篤な病を診断された最初の時期には、誰にとっても「これから起き得ること」や、「もしものとき」の不安が浮かびます。また、治療中起きる副作用や後遺症への対処法や、仕事やプライベートを含む生活上の支障に対する適切な情報提供の手段がなければ、身体的には落ちついていても、心理的には途方に暮れるのではない

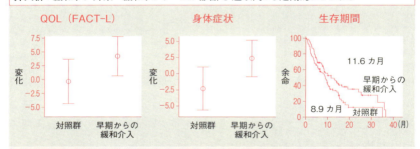

対象：診断時に遠隔転移のある肺がん患者 151 名
方法：無作為化比較試験
介入群：緩和ケア外来・緩和ケアチームが診断 8 週以内から定期的にかかわる

結果：早期から緩和ケアを行った群で QOL、身体症状が改善した。また、生存期間の延長も示唆された。早期から緩和ケアを受けた群の患者は終末期に積極的治療を受けている割合が少なかったにもかかわらず（33％、54％）、生存期間の中央値は有意に長かった（11.6 カ月 vs 8.9 カ月、P＝0.02）。死亡前の 14 日の化学療法を含む侵襲的なケアを受けた率は 54％ vs. 33％（P＝0.05）であった。

図1 緩和ケアの開始時期と生命予後・生活の質の関係
遠隔転移のある非小細胞性肺がんに対する早期からの緩和ケアが QOL の改善だけでなく生存期間の延長ももたらす。

（文献 3 より引用）

でしょうか。緩和ケアには、そのような不安を解消し「これからの自分、未来の私がどうありたいか」を話し合うことで、患者さんやご家族にとって大切な支えになる役割もあります。そのように緩和ケアは、いま現在のつらさだけでなく、「不明確な未来を生きるその人」を支えるための話し合いも含んでいるのです。

緩和ケアの対象：
疾患や状態を問わず、「重篤な病」全般

緩和ケアニーズは非がん性疾患でも高い！

　2022年の調査によると、わが国では年間約150万人が死亡し、その7割を75歳以上が占めています。死亡原因は多い順に、がん（24.6%）、心疾患（14.8%）、老衰（11.4%）、脳血管疾患（6.8%）、誤嚥性肺炎と肺炎（8.3%）となっており、がん以外の心疾患や肺炎は非常に大きな割合を占めています[3]。また、発展途上国を含む各国の緩和ケアニーズを調査した報告からは、緩和ケアを必要とする人は循環器疾患（心不全や重症下肢虚血など）においてがんよりも大きく、非がん性疾患においても、緩和ケアニーズの高い苦痛があることが示唆されます（図2 [4,5] 図3 [5,6]）。

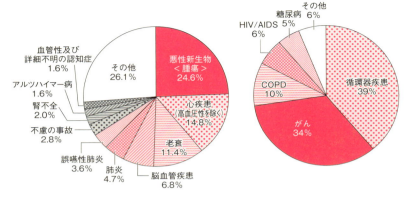

図2 日本人の死因(左)と世界的に緩和ケアニーズのある疾患(右)

がん(24.6%)に対し、心疾患、老衰、脳血管障害、(誤嚥性)肺炎で約41%を占める。傾向として老衰、誤嚥性肺炎、そのほかが増えている。一方で、世界的な緩和ケアニーズを調査した結果(発展途上国を含む)では循環器疾患が、がんを上回っている。

(左:文献4より引用、右:文献5より作成)

すべてのタイミングにおける、すべての医療従事者による、苦痛を抱えるすべての人のためのケアへ

緩和ケアにまつわる世界の動向

　そのようななかで2019年にWHOは緩和ケアをSDGsの項目であるUHC(universal health coverage:すべての人の健康のために整備すべき基本的施策)の柱として位置づけ[7]、その対象は「重い病」="serious illness"を含むものとしました。重い病とは、「死亡する可能性が非常に高い状態だが、治療によっては治癒する状態も含む」という意味であり、進行性疾患の早い時期だけでなく、慢性疾病の急性増悪時の苦痛や、救命や集中治療など急性期医療の現場の患者さんやご家族も分け隔てなく緩和ケアの対象となることを表しています。米国のホスピス緩和ケア協会によるガイドラインは2018年に改訂され[8]、①すべての重篤な病＝serious illness(場所、診断、予後、年齢を問わない)を抱える人を緩和ケアの対象とし、②タイムリーにあらゆるセッティングで緩和ケアを提供することはすべての医療従事者の責任である、と明記されています。

	がん	COPD	心不全	腎不全	認知症
倦怠感	23〜100%	32〜96%	42〜82%	13〜100%	22%
食欲不振	76〜95%	64〜67%	—	38〜64%	—
疼痛	30〜94%	21〜77%	14〜78%	11〜83%	14〜63%
嘔気・嘔吐	2〜78%	4%	2〜48%	8〜52%	8%
呼吸困難	16〜77%	56〜98%	18〜88%	11〜82%	12〜52%
不眠	3〜67%	15〜77%	36〜48%	1〜83%	14%
せん妄	2〜68%	14〜33%	15〜48%	35〜70%	—
便秘	4〜64%	12〜44%	12〜42%	8〜65%	40%
下痢	1〜25%	—	12%	8〜36%	—
抑うつ	4〜80%	17〜77%	6〜59%	2〜61%	46%
不安	3〜74%	23〜53%	2〜49%	7〜52%	8〜72%

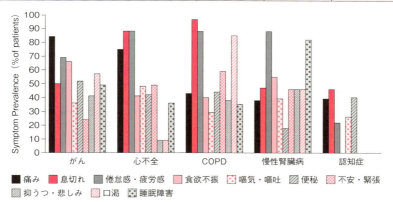

図3 疾患による症状の出現頻度

疾患により症状の出現頻度は異なり、心不全やCOPDでは呼吸困難が、がん、心不全、COPD、慢性腎臓病では倦怠感の頻度が高い。痛みはがんだけでなく、心不全（動脈性疾患）でも多い。慢性腎臓病では不眠、ほとんどすべての疾患で便秘へのニーズが高い。

（上図：文献5、下図：文献6より作成）

現場での「緩和ケア」の概念、アップデートできている？

　そのため、わが国でよく見聞される「治療方針が"BSC（best supportive care）"に移行しました。このタイミングで緩和ケアに紹介をしよう」「治療中のため緩和ケアはまだ早いのではないか」「緩和ケアに移行するタイミングは医師が決める」という現場でのイメージは、実は大きな誤りになります。

　もし緩和ケアの適応が治療の可能性や、病気の時期に規定されるならば、あくまでも主治医が「治療の手立てがない」と感じるまでは「緩和ケアはまだ早い」と認識してしまいます。また、緩和ケアを行うのが主治医が紹介する先の専門部署であると理解してしまうならば、患者さん自身やご家族、看護師や介護にかかわる人が「自分の（または目の前の患者さんの）苦痛に対処してほしい」「より快適な生活や療養をサポートしてほしい」と感じていても、そもそも主治医にその気持ちを伝えづらい、ということがあります。これでは「苦痛に対処してもらえない、悩みを聞いてもらえない」と患者さんのストレスは増幅しますし、さらに専門的緩和ケアへの紹介が前提であれば「残念ですが、ここでは緩和ケアは受けられません」などとトンチンカンな返答をして、さらに患者さんの孤独や苦痛を深めることになりかねません。

苦痛が生じていれば、いつでも緩和ケアを受ける権利がある

　しかしWHOの提唱する「重い病」が対象である場合には、そこには「可逆性の見通しは問わない」のです。さまざまな治療の過程で生じている苦痛（例：がん治療の副作用、集中治療中の苦痛、進行したフレイルで低下した日常生活動作）、心理的・社会的・経済的な問題に、その場の医療従事者が積極的に手を差し伸べることが緩和ケアです。また、心不全や誤嚥性肺炎など、利尿薬や強心薬、抗菌薬の自体も症状緩和につながる重要な一部となります。

　皆さんが普段の診療にプラスして目の前の人の苦痛や不安に目を配り、必要な対処を準備して「その日の夜をぐっすり休めるよう」チームで対応できたならば、それはとても立派な「緩和アプローチ」なのです。

「病気の治療が終わるまでは痛みはしかたがない」や、「私は専門ではないので痛みのことはわかりません」という姿勢から、常に「体の具合はどうですか、生活はきつくはありませんか」と医療従事者が積極的に問いかけ、緩和ケアを社会のすべての人が受ける権利・リソースとする時代の転換点に私たちは立っているのです。

🩸 基本的緩和ケアの提供者：すべての一般医療・介護従事者が担い手に！

苦痛はいつ増強するかわからない

緩和ケアは、がん以外に、心不全、慢性呼吸器疾患、神経難病、慢性腎臓病、認知症、脳血管障害、リウマチ・膠原病などの代表的な疾患をはじめ、これらが複数併存している場合や、外傷性疾患、救急・集中治療分野など、まさにすべての医療現場で必要とされています。緩和ケアはプライマリ・ヘルスケアに統合されるため、たとえば慢性心不全、慢性肺疾患、慢性腎臓病などの経過において予想していないタイミングで急に苦痛が増強（[9]）した場合には、患者さんに対しての「基本的緩和ケアの担い手」は、その場で対応して治療を行う各診療科の医師やスタッフになります。

個人をよりよく知る人による緩和ケア

緩和ケアの提供体制を区分すると、一般診療科の医師やスタッフがみずから提供する緩和アプローチ（palliative approach）が最も広範で、普及すべき内容です（表2 [10, 11]）。これらの緩和ケアは、在宅でのかかりつけ医や、一般診療所、病院などで行われ、そこでは、その人の人生に病気がどのように影響するかを見極めつつ、必要な症状緩和を行い、治療方針を話し合います。

そのなかにはその時点での心身の苦痛だけではなく、いまは落ちついているように見えても1年以内に死亡する可能性が高いと判断される人に対

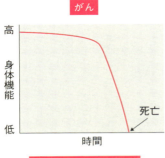
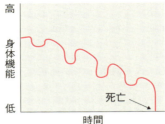
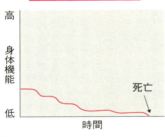

がんはある時点で急速に悪液質と臓器障害による状態の悪化がみられ、多くは不可逆的である。心不全、呼吸器疾患などの臓器障害による病の軌跡は短期的には予測が難しい急な悪化を繰り返す。状態のコントロールが悪化し、急性増悪が出現した場合は、呼吸困難をはじめとする身体的苦痛が増強する。認知症やフレイルは、身体機能が低下した状態で年単位の緩やかな変化である。

図4 疾患による病の軌跡（illness trajectory）の特徴

（文献9より引用）

して、「悪化した状況に直面した際にどのような医療やケアがご自身に望ましいか、その際に優先される希望や価値観について」、医療従事者やご家族も交えて事前にくり返し話し合うプロセス（アドバンス・ケア・プランニング〔advance care planning：ACP；人生会議〕）も含まれます。こういった話し合いは、疾患それぞれの病の軌跡が異なることや、治療自体の選択肢も専門的であることから、緩和ケア医ではなくその人をよりよく知っている主治医やスタッフの皆さんが、話し合いにかかわることが重要になります。もちろん難しい場合には必要に応じて緩和ケア専門医の支援を受けることが可能です。また、心身の症状緩和についても、一般の医療介護従事者が自ら考え、必要に応じて本を読んだり、専門家の助言を受けながら行う緩和ケアが「基本的な緩和ケア（general palliative care）」です（表2 [10, 11]）。本書もその助けになればと思っています。

ねころんで 読める緩和ケア

表2 基本的緩和ケアと専門的緩和ケアの区分

1. 緩和アプローチ palliative approach	一般診療従事者により行われる緩和ケア	緩和ケアの考えかたを狭義の緩和ケアに限定せず、医療全般に統合していく方法や行動	・すべてのセッティングで行われる症状への見立てと対応 ・日常診療のなかで、また診断や検査、結果説明、フォローアップや看取りまでの対応のなかで、それぞれが緩和ケアを実践する ・ほとんどの患者は一次緩和ケア（緩和アプローチ）で充足する ・家庭医、病院でのがん治療医、内科クリニック、循環器クリニック、COPDクリニック、介護施設、住居系施設など
2. 基本的な 緩和ケア general palliative care	一般診療従事者と緩和ケアを専門とする医療の協働	がん医療や高齢者医療などに携わる医療従事者が緩和ケアのトレーニングを受けて患者・家族に提供する治療やケア	・緩和ケアチームなどの助言やトレーニングを受けて行う緩和ケア ・基本的な痛み・症状への対処 ・基本的な抑うつ・不安への対処 ・基本的な話し合い（アドバンス・ケア・プランニング、治療・ケアのゴールに沿った話し合い） 　・予後について 　・治療のゴールについて 　・苦悩について ・蘇生指示（code status）について
3. 専門家による 緩和ケア specialist palliative care		緩和ケアを専門とする医療従事者がほかの治療やケアでは解決困難な問題をもつ患者・家族に提供する治療やケア	・難治性の痛みなどの症状への対処 ・より複雑な心理実存的苦痛への対処 ・治療のゴール設定やその方法に関する対立（葛藤）を緩和する援助 　・家族 　・スタッフと家族 　・治療チーム間 　・治療が無益性（futility）に近づく状況における支援 ・緩和ケア専門医や専門看護師による直接的な現場での治療や面談、倫理コンサルテーション、コンフリクトへの介入、緩和ケア専門施設への入院・入所での対応を含む

ほとんどの緩和ケアは一般診療・介護従事者の緩和アプローチ（本書の内容）や緩和ケアチームの助言を受けて行う基本的緩和ケアで充足する。　　　（文献10、11より作成）

19

「自分は、緩和ケアはできない」「ここでは治らない人は診ない」「自分は診られない」「これからは緩和ケアへ」という医師主導の否定的なメッセージより、「これからもあなたの生活の質を大事に考えています」という姿勢でいくことが、より好ましい緩和ケアの導入につながるでしょう。

厳しい病状に至っても常にその人の人生を支えようとする医療従事者の姿勢は、仮に専門的なチームのアドバイスを得たとしても、患者さんにとっては素晴らしい贈り物なのです。

専門家による緩和ケアはどこへ？：ともに支え、育むケアへ

専門家だけではカバーできない緩和ケア対象の広がり

ここまで緩和ケアの主体は、疾患の治療を担う一般の医療従事者であるとお話ししてきました。しかし、皆さんのイメージはどうでしょうか？「"緩和ケア科""緩和ケア病棟""緩和ケアチーム"に紹介すればよくない？」——そんな声も聞こえてきます。

わが国の多くの医療現場では、「緩和ケアチーム」はがん診療連携拠点病院をはじめ多くの病院に設置されています。また、「緩和ケア病棟」は全国に463施設、9,536病床があります（2023年時点）。ずいぶんたくさんあるじゃないか、と思われるかもしれませんが、実際に緩和ケア病棟を人生の最終段階に利用することができた人は、全国のがんによる死亡者のうち12％程度といわれています[12]。このような状況で、専門的な緩和ケアの対象となる患者さんやご家族を見分けることは大変難しいことがありますし、そもそも「どのような緩和ケアが専門的といえるのか」は難しい問題です。緩和ケアをがん、非がんを問わず、重篤な病を抱えて生きる人たちへの包括的なニーズが対象であると考えると、それに対応できるだけの専門的リソースは日本全体で充足しないからです。

専門家の仕事として行う緩和ケアのアドバイス

そこで私は、一般病院や地域包括ケア病棟、療養型などの現場での診療に緩和ケアを組み入れていくために、これからの「専門緩和ケア」はみずからが主治医となって患者さんを診療するだけでなく、より広い専門分野、地域の医療従事者に「適切にアドバイスをする」役割をも果たすべきだと考えています。また、現在は主にがん患者にのみ入院料の保険請求が可能な「緩和ケア病棟」は、その入院日数の短縮などから（各地域の実情を鑑みつつ）、専門家による難治症状の緩和や看取り、レスパイト（家族介護者の休息）入院などの機能を担うのが現実的です。

では具体的に、緩和ケア専門家はどのようなアドバイスができるのでしょうか？

それは、難治性の症状マネジメントのほか、複雑な心理実存的苦痛を感じている人や、治療が困難な状況での「話し合い」の支援、「倫理的問題」への支援です（**表2**[10, 11]）。

患者さんの痛みや吐き気がうまく改善できないとき、予後がまだ十分保たれている段階の患者さんが「もう生きている意味がないから、安楽死をさせてほしい」などと表出されるとき、また、ご家族が状態の悪化した患者さんの状況を受け入れられず、「何があっても延命してください」と医療チームに要望するときなど、終末期のさまざまな難しい局面において緩和ケアの専門家が協働させていただくことで、よりよいマネジメントを支援することができるかもしれません。

また、「治療やケアのゴール（価値）に関する話し合いの支援」においては、患者さんやご家族の病状の理解や認識を助けつつ、大切なことは何かをお聞きしながら、最善の方針をお互いの納得のいく経過で決めていく必要があります。

緩和ケア専門家とチームワーク

これからの緩和ケア専門家に求められる能力

　これらの支援をできる能力を考えると、これからの緩和ケアの専門家には、他分野の専門家との連携調整力、さまざまなコミュニケーションスキルや、倫理的命題を扱う多職種カンファレンスを支援するなど、チームメンバーとしての能力が求められると考えます。特にがん患者さんで多い骨転移による疼痛は、放射線治療、手術治療、リハビリテーションなど、専門的治療が有効な場合がありますし、心不全や慢性肺疾患の場合は疾患自体への治療介入が症状緩和にも有用になるため、緩和ケア医は専門家チームと協働することで患者さんを支えることができます。

皆が緩和ケアの担い手となるための連携を

　緩和ケアの根本には、「"困っている人、苦しんでいる人"を孤立させない」「人として尊重されるよう"守る"」「支援する側も個人で抱え込まない」などの考えがあるのです。ときに医療現場には裁判における弁護人のように、患者さんの利益に立って代弁し、話し合いを仲介する存在が必要になります。

　このようにぜひ、終末期患者だから緩和ケアの専門家に紹介して終わり、という対応ではなく、専門家をうまく使いながら、皆さん自身が症状緩和治療やケアにあたる経験をもちましょう。逆に緩和ケアの専門家は、がん専門医からはがん治療について、また療養中の患者さんの主治医からは特に非がん性疾患の治療やケアについて、常に教えていただき、学び、成長する立場であることを忘れずに臨む必要があります。

　ともに支え、育むケアへ。

　その先に、誰もが緩和ケアを身近に感じる社会がきっとあります。

引用・参考文献

1) 大坂巌，渡邊清高，志真泰夫，倉持雅代，谷田憲俊．わが国における WHO 緩和ケア定義の定訳―デルファイ法を用いた緩和ケア関連 18 団体による共同作成―. Palliative Care Research. 14 (2), 2019, 61-6.

2) 大坂巌ほか．わが国における WHO 緩和ケア定義の定訳―デルファイ法を用いた緩和ケア関連 18 団体による共同作成―. Palliative Care Research. 14 (2), 2019, 61-6. https://www.jstage.jst.go.jp/article/jspm/14/2/14_61/_article/-char/ja (2024 年 6 月閲覧)

3) Temel, JS. et al. Early palliative care for patients with metastatic non-small-cell lung cancer. N Engl J Med. 363 (8), 2010, 736.

4) 厚生労働省．令和 4 年（2022）人口動態統計月報年計（概数）の概況．https://www.mhlw.go.jp/toukei/saikin/hw/jinkou/geppo/nengai22/index.html（2024 年 6 月閲覧）

5) Moen, et al. J Pain Symptom Manage. 48 (4), 2014, 660-77.

6) Kelley, AS. et al. Palliative Care for the Seriously Ill. N Engl J Med. 373 (8), 2015, 747-55.

7) 第 74 回国連総会：ユニバーサル・ヘルス・カバレッジに関するハイレベル会合での政治宣言（2019 年 10 月 18 日）．https://kyokuhp.ncgm.go.jp/topics/2020/UN_UHC_J_2020925.pdf（2023 年 6 月閲覧）

8) National Coalition for Hospice and Palliative Care. Clinical Practice Guidelines for Quality Palliative Care. 4th edition. 2018. https://www.nationalcoalitionhpc.org/wp-content/uploads/2020/07/NCHPC-NCPGuidelines_4thED_web_FINAL.pdf（2023 年 6 月閲覧）

9) Lynn, J. Perspectives on care at the close of life. Serving patients who may die soon and their families: the role of hospice and other services. JAMA. 285 (7), 2001, 925-32.

10) WHO. Assessing the development of palliative care worldwide: a set of actionable indicators. World Health Organization. 2021, 4.

11) Timothy, E. et al. Generalist plus Specialist Palliative Care — Creating a More Sustainable Model. N Engl J Med. 368 (13), 2013, 1173-5.

12) 升川研人ほか．データでみる日本の緩和ケアの現状．ホスピス緩和ケア白書 2022．木澤義之ほか編．東京，青海社，2022，105.

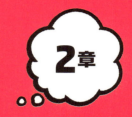

全人的苦痛と
チーム医療

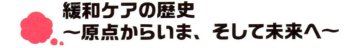

ホスピスの起源と成り立ち

始まりは修道院から

　皆さんは「ホスピス（hospice）」という言葉をご存じでしょうか。これは、中世ヨーロッパで巡礼の旅人や十字軍の兵士が、ときに疲れを癒やし、次の目的地に旅立つまでの間を過ごす宿坊のような施設＝ホスピチゥム（hospitium）がその語源といわれています。それは修道院に併設されたものが多く、当時の状況から、急病によって動けなくなった場合には文字どおり天国への旅立ちを修道士たちが見送る場でもありました。その後、ヨーロッパの各地にホスピスは作られ、たとえばスイスとフランス国境の険しい峠にあったサン・ベルナール（Saint-Bernard）修道院では、救難犬として有名なセント・バーナードが活躍したことでも知られています。

近代ホスピスの原点はアイルランドにあった

　その後、歴史は流れ、1800年代初頭のアイルランドにおいて、ホスピスは近代化の道を歩み始めます。もとより、英国の植民地支配下に置かれていた当時のアイルランドはジャガイモ飢饉とよばれる災害にも見舞われ、貧窮し病に倒れても医療による救済の手が届かずに、死を待つ人々が路上に溢れていました。

　そんななかで1815年、修道女マザー・メアリー・エイケンヘッド（Mother Mary Aikendhead, 1787-1856）は、その被圧制下のダブリンで、病に倒れ苛酷な死を迎えようとする人々に「最期のときに人間らしい温かいベッドと優しいケアを」と願い、「アイルランド愛の姉妹会（Irish Sisters of Charity）」を組織しました。その後、エイケンヘッドらの活動により、同地にセント・ビンセント病院（St. Vincent hospital, 1835）が、そして世界最初の近代ホスピスと考えられるアワー・レディーズホスピス

（Our Lady's Hospice, 1879）が開設されたのです。

　これらのホスピスは、死にゆく人への心のこもったケアという理念が明確となった「近代ホスピスの原点」ということができるでしょう。当時は多くの疾患に対する治療介入が難しかったからこそ、苦しむ人を見捨てず、死に至る経過の苦痛を最大限緩和していくためのケアの充実が大きな挑戦となったのです。

現代的ホスピスの誕生

現代緩和ケア生みの親〜ソンダース医師

　その後、20世紀に入り、一人の医師の登場によって大きな発展がもたらされます。それが現代緩和ケアの生みの親といってもよい、シシリー・ソンダース（Dame Cicely Mary Strode Saunders, 1918-2005）医師です。シシリー・ソンダースは看護師から医療ソーシャルワーカー（MSW）の経験を経た後、ある患者さんの願いを受けてホスピスを広めるために医師となり、1967年にロンドン郊外のシデナムにセント・クリストファー・ホスピス（St. Christopher's Hospice）を開設しました。ここに、世界最初の現代的ホスピスが誕生したのです。

　彼女が現在の緩和ケアに残した功績はきわめて大きく、St. Christopher's Hospice を拠点にオピオイドの定時使用を含めた症状緩和の研究を進める一方で、身体的側面ばかりでなく、心理的、社会的、スピリチュアルな存在として患者を包括的に捉える「全人的苦痛（total pain）」という概念を提唱しました。

「緩和ケア」という言葉の誕生と広がり

　また、St. Christopher's Hospice のチームは当初から地域と世界に開かれたホスピスを志向していました。積極的に在宅でのケアをサポートし、症状緩和に関する情報発信を行い、世界各地から多くの研修生を受け入れたのです。

　その研修生の一人であったカナダの泌尿器科医バルフォア・マウント（Balfour Mount, 1939）は、1975年モントリオールのマギル大学・ロイヤ

27

ルビクトリア病院（The Royal Victoria Hospital）に専門の病棟を作るにあたり、初めて「緩和ケア（palliative care）」病棟という言葉を使用しました。

これは、それまでのカトリックの宗教的・慈善的背景をもった「ホスピス」からの転換を意味しているわけではありません。しかし、「緩和ケア」という言葉は、世界保健機関（WHO）により普遍的かつ多様な現場で普及するのに適した用語として採用され、その後に全世界で使用されるようになりました。

その後、英国から日本を含め、世界にホスピス緩和ケアが広まっていったのは、このように「死にゆく人のケアは医療・社会に必要なこと」と感じる人が St. Christopher's Hospice で研修を受け、みずから積極的に動いたことが原点なのです。

全人的苦痛（total pain）について

重なり合う苦痛を抱えた人を包括的に捉える視点

シシリー・ソンダースが緩和ケアにおいて重要な概念として提唱したのが、「全人的苦痛（total pain）」です（図1）。これは人の存在を、痛みや抑うつ、不安など、重なり合った問題を同時に抱えた一つの存在として捉え、ただ個々の苦痛の集合とするべきではない、という、緩和ケアが包括的な視点に立つための中心命題です。

ソンダースは、病に向き合う人間のなかに「身体的」「精神心理的」「社会的」「スピリチュアル」な苦痛の4つの要素を見いだしました。そして、それぞれの要素は重なり合っており、各側面に囚われるべきではないこと、それらの苦痛を抱える人を全体として支えるべきである、と唱えたのです。

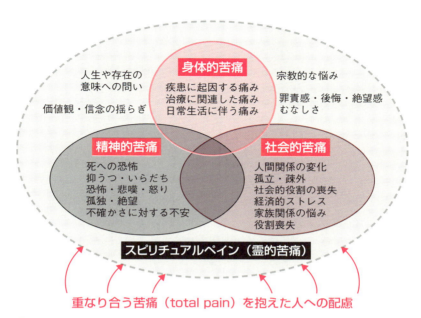

図1 トータルペインの概念図

全人的苦痛（total pain）の概念がもたらしたパラダイムシフト

　その人を表面的な苦痛だけでなく、目につかない苦悩を抱える存在として尊重する「全人的苦痛（total pain）」の概念は、それまでの「医療＝疾病の治療を中心とする」考えから、「ケア＝人を尊重し支える視点を医療に統合する」という点で、大きな時代の転換（パラダイムシフト）をもたらしました。

　特に医師は、患者さんの身体的な苦痛である「痛み、嘔気・嘔吐、呼吸困難、倦怠感……」などといった症状の緩和に一生懸命になるあまり、その人が「仕事に行けないのは困る……収入がなくなってしまうのではないか」「約束した旅行を叶えられず、子供をがっかりさせてしまう」などのつらさを抱えていた場合でも、対応や気配りが疎かになりがちです。しか

し、そういった心理社会的な悩みが放置されることで、その人は徐々に気力を失い、治療にも意味を見いだせず、苦痛に耐えるだけの日々を送ることになりかねません。その結果、「もう生きていく意味がない。終わりにしてほしい」と、深いため息とともに絞り出すように訴えることもあるのではないでしょうか。

　もちろんどんな医師も、病によって生じた複合的な問題に悩むそれぞれの患者さんに対して、完全な解決策や答えをもっているわけではありません。しかし、そういった苦痛の側面だけでなく、それまで生活し、信念や価値観をもって生きてきたその人の全体を理解しようと努める姿勢をとることはできます。シシリー・ソンダースが提唱した、患者を「全人として捉える」＝“トータル・ペイン”の理念は、いまもなおホスピス緩和ケアの核心として重要な位置を占めています。

チーム医療こそ緩和ケアの本質？：多職種チームと学際的アプローチ

　患者を医療の対象のみでなく、全人的・包括的にかかわることが緩和ケアの根本理念であるとすると、その表現形はどのようなものでしょうか。その核心は、患者さん・ご家族を中心としたチームアプローチにあります。「チーム医療？　いつもやってるよ」「『多職種スタッフに、いつも助けられている』と感じていますよ」と思われたかたも多いですよね。そう思われる皆さんは、普段から医師として優れた技量をもつとともに、多職種との連携もバッチリなのかもしれません。しかし、皆さんの現場でのチーム医療は、実は複数の顔をもっています。ここで2つの臨床場面（シナリオ）を考えてみましょう。

ねころんで読める緩和ケア

シナリオで考える、チームで取り組む緩和ケア：
場面① 術後に急変した患者さん

場面❶

　手術後の入院患者さんが病棟で急変し、病室で倒れていた場合です。これは、緊急事態ですよね。第1発見者は、患者さんに声をかけながら意識やバイタルサインをチェックし、大声でスタッフを招集します。かけつけた皆が周囲の安全を確保し、気道や静脈ルートの確保、意識レベルのチェックを行い、医師は周囲への指示を出します。看護師はモニター装着、投薬ルート確保、経過の記録、ご家族への連絡を行うなど、リーダー（医師）の指示の下でそれぞれの専門職が役割を分担し遂行します。ときには医師・看護師は「あ・うんの呼吸」で物品を整えるなど、それぞれの役割を手際よく実施することでいち早くチームが目的を共有し、迅速な救命を目指すわけです。急性期でのチーム医療には、ドラマにあるような速度感と充実した空気があります。

多職種チームアプローチ

　このように各職種が連携し、それぞれの技術を発揮して問題解明や解決にあたることを「多職種チームアプローチ（multi-disciplinary team approach）」とよびます（表1）。このアプローチなくして、医療現場で安全かつ質の高い医療を行うことはできません。この際には、チームはすでに立てられている目標に向かって皆が邁進する一方で、その方針についてリーダーに異を唱えることは基本的にありません。方針の決定は中心となる職種（多くは医師）に任され、ほかがそれに従うという傾向があります。その結果、現場の進行は非常にスムーズなものになります。

　もちろん、常に医師が最上位という意識ではなく、各職種はそれぞれの職種をリスペクトし平行的にかかわりますが、その本質は「目標やタスクが明確な疾病治療」を優秀なプレーヤーが歯車となって達成するアプロー

31

表1 多職種チームアプローチと学際的チームアプローチ

	多職種チームアプローチ multi-disciplinary team approach	学際的チームアプローチ inter-disciplinary team approach
主治医の役割	全権を有するリーダーであり、治療に責任を負う	リーダーであり、コーディネーターである。症状緩和や包括的評価においては、看護師などのメディカルスタッフの働きに対し、調整役・メンバーとして働く
看護師をはじめとする他職種の役割	的確に自分の役割を実行し、目的遂行上の問題があればただちに報告し、共有する	専門職種としての役割を意識しつつ、症状緩和薬の効果や自身に明かされた患者さんの価値観などに対しては、リーダーシップをもってアセスメントし、共有する
方針を考える職種	主治医	主治医中心に、皆で（ブレインストーミング）
適応となる臨床現場	すべきことが明確な急性疾患。救急・手術室・集中治療など。ただし死が避けられないと考える場合には、緩和ケアに移行する	複雑な問題が関連し、重い病にある人へのケア。苦痛緩和や療養の質を求められる現場。回復期・亜急性期・リハビリテーション・緩和ケアなど
専門職に求められること	専門性の発揮	専門性に加え、一医療従事者として全体を見通す
職種間コミュニケーション	依頼と回答。専門職間は平行的で、お互いの仕事の内容には口出ししない	相互に仕事の内容を理解しており、ときに同じチームであるという意識でしっかりと有機的に結びつく
カンファレンス	順調に目的が遂行されずトラブルが生じたとき、方針や目的の変更が必要なときに開催	常時開催。患者の苦痛や希望と異なる状況について、それが正しいか否かを決めるのではなく、多面的な見かたをするために常時話し合う
イメージ	監督（医師）の指示を忠実に実行することで目標に向かって進める、優秀なスポーツチーム。目標＝勝利を目指して各員がベストを尽くす。あうんの呼吸でことが進むことも多い。看護師は医師に「指示をください」と伝えるのみでよく、それに対して医師が必要な指示を出す。効率はよいが、目標のはっきりしたルーチンの処置時など単純な状況以外では、患者の最善を汲み取った柔軟な対処は難しい。	室内楽のように、それぞれの職種が場面ごとに主役を演じ、ほかは聞き手に回る。患者・家族を支えながら進むが、判断を"お任せ"するチームではない。それぞれの職種がアセスメントした内容を、医師やほかの職種に伝え合い、その人にとっての最善を目指す。すぐに方針や指示を出す・求めるのではなく、ともに考え、分かち合うチーム

ときに職種間で仕事をシェアして対処する"相互乗り入れ型チームアプローチ（trans-disciplinary team approach）"もある。看護師による看取り、薬剤師による代行処方や、リハビリテーション職によるリハビリテーションオーダーの代行など、タスクシフティングが今後進んでくる可能性は高い。医師も、ときに看護師の仕事を手伝うなどの姿勢が重要である。これらのアプローチは別々ではなく、状況によって使い分ける。

チではないでしょうか。おそらく日本の医療は、どの場面でもこのアプローチを基本として徹底することに慣れています。

シナリオで考える、チームで取り組む緩和ケア：
場面② 不眠を訴えるがん患者さん

場面②

　ある朝の病棟での一コマです。徐々に体力が落ちて療養目的に入院しているがん患者さんが、昨夜は一晩中、不眠で落ちつかず朝まで大変だったようです。夜勤で対応した看護師は、一晩中、頻繁に鳴るナースコールへの対応でくたびれてはいましたが、朝の病棟に来てくれた医師に報告と相談をしにきました。

どこが残念？：場面②における会話例Ⓐ

　まず、最初の会話例をみてみましょう。

会話例Ⓐ

Ns「先生、○○さんが昨日眠れなくて。なんだか、言っていることもおかしくて」

Dr「そうですか。それで？」

Ns「不眠時指示がブロチゾラム1錠だったんですけど、飲んでいただけなくて……」

Dr「わかりました！ じゃ、点滴で不眠時の指示出しておきますね！」

Ns「……ありがとうございます。よろしくお願いします」

　……という流れで、医師は急いで予測指示に「不眠時、セレネース®（ハロペリドール）1A ＋生理食塩水100mL、寝たら止め」と電子カルテに打ち込み、急いで朝からの外来に向かいました。

　いかがでしょうか。現場でよくみかける情景ではないでしょうか。この

ような場面で看護師が報告→医師が指示→看護師が受ける、という流れは前述の「多職種チームアプローチ」の一般的な流れですし、こんなふうに迅速に具体的な「指示をくれる」医師は、忙しい看護師にとって「ありがたい存在」なのではないでしょうか。「いいなぁ、うちの先生はなかなか指示をくれないんだよね……」というぼやきの声も聞かれそうですが、ここで少し立ち止まって考えてみましょう。

実はこのやりとり、緩和ケアのチーム医療としては、やや残念なところがあります。それはどこでしょうか？ また、「すぐに指示をくれない医師は困る」と言う前に、スタッフたちに改善できるところはどこでしょうか？

会話例Ⓐ では、看護師の報告に対し、医師は単に「不眠」という報告に合わせてセレネース®1A（不眠時にセレネース®というのも、改善の余地が大きいのですが……）という指示を出すだけで終わってしまいました。つまり、そこには報告と回答はありますが、せっかく夜の患者さんの様子を実際に観察していた看護師が、どのようにアセスメントし、どのような対応が最善と考えているかは、共有されていないのです。

どこがうまくいっている？：場面②における会話例

それでは、同じ場面②で、以下のやりとりが行われたとすると、どうでしょうか？

会話例Ⓑ

Ns 「先生、ちょっとお話いいですか？」

Dr 「いいですよ。あ、山田さん、夜勤でしたよね。お疲れ様でした。どうぞ座って話しましょう。何かありましたか？」

Ns 「はい。〇号室の患者さんのことで……」

Dr 「あぁ、先週から痛み止めを始めたかたですね。昨夜はいかがでしたか？」

Ns 「そうなんです。そのかたです。最近、日中は穏やかに休まれていて、痛みも楽になったっておっしゃってたんですが、昨夜は急に落ちつ

かない表情で、ベッドから立ち上がったり、トイレに行ってもまたすぐにコールをされたり……」

Dr「それは大変でしたね。ほかに気づかれたことはありますか？」

Ns「不眠時の指示で『ブロチゾラム1錠内服』とあったので、お持ちしたんですが、『こんなもの飲まない！』って怒った口調で拒否されて……。ずっと朝まで、ナースコールが鳴りっぱなしでした。いまは、うとうとされているんですが……」

Dr「ありがとうございます。昨日の夕方から、様子が変わったということですね。熱が出たり、呼吸がおかしかったりは、ありませんでしたか？」

Ns「それは大丈夫です。でも最近、うとうとされていることも多いのと、お通じがあまりよくないようで……。前から下剤を使っていましたが、ひょっとすると、日中の眠気や便秘も関係ありますかね？」

Dr「あっ、そうかもしれないですね。あとは、痛み止めの麻薬も始めて3日目ですし、薬によるせん妄も要因になっているかも……。少し日中の様子を見ながら、日勤のかたと相談したいですね。あまり、日中眠って夜また眠れないのもね」

Ns「そういえば○○さん、週末お孫さんが面会に来るのを楽しみにしていました。夜はぐっすり寝て、週末はスッキリ起きててほしいな〜。お孫さんと一緒に写真撮って見せてくれるって、言ってたので」

Dr「それはとても大事な予定ですね（笑）！ お孫さん、今度小学校に入るんでしたよね。なおさら早くよくできるように、今日から明日にかけて、看護師さんに評価をお願いしたいですね」

Ns「了解です。それなら日勤の人に、『先生から相談あります』って伝えておきますね。あ〜よかった（笑）」

Dr「まだ、対応はこれからですけどね（笑）。それより、山田さんがいろいろ考えて相談してくれて、助かりました。これからも、夜の様子や患者さんの変化に気づいていただけると、本当にありがたいです。あ、長く引き止めてすみません。疲れてるから、お帰りは気をつけて」

> **Ns**「ありがとうございます。相談してよかった。じゃ、先生よろしくです〜」
>
> **Dr**「お疲れ様でした〜」

いかがでしょうか？

アセスメントの主役は看護師！？：学際的チームアプローチを学ぼう

トップダウンだけではもったいない！

　一般にうまくいかないチーム医療というと、看護師の側から「医師が痛み止めの指示をくれない」「こちらの提案を拒否される」など、職種間の役割に即応してくれないことや、コミュニケーションがとれないことをストレスに感じるケースが多いのではないかと思います。ですので、会話例Ⓐのように「眠れないなら、秒で指示出します！（どや！）」という医師や、「指示をもらえたからOK！」という看護師の動きは一見、よいチームのように感じられるかもしれません。

　しかし、緩和ケアの目標を「苦痛の緩和を通して個々のQOL（生活の質）を高めること」と考えると、この対話は「指示をもらうまで」はスムーズでも、実際には患者さんのいちばん近くで多くの情報や価値観を共有している看護スタッフの力量を十分に生かせていないと思われます。たとえば、オピオイド誘発性のせん妄の可能性が高いことに気がつかず向精神薬のみを指示しても、結果は思わしくないことが多いのです。

　それに対して会話例Ⓑでは、医師は看護師にねぎらいの言葉をかけながら話しやすい雰囲気を作り、適切に質問や発言を促すことで、患者さんの苦痛の原因探索だけでなく、スタッフ間の認識や価値観まで引き出すことができています。そして、目標の共有、対処後の評価を「誰がどのタイミングで行うかまで、ゴールを見据えたプロセスが生まれています。

夜勤明けに医師に報告した看護師の山田さんも、初めは患者さんの様子をくわしく聞かれて緊張があったかもしれませんが、それらの情報が大切であることを保証され、気持ちよく情報共有ができたようです。そして、次の勤務のときに症状が改善した患者さんとお孫さんとの写真が見られたら、さらに嬉しいのではないでしょうか。

学際的チームアプローチはプロセスもゴールも一つではない

このように、緩和ケアにおけるチーム医療では、それぞれに信頼し合っている職種が、医師にはない視点で症状アセスメントを行ったり、場合によっては方針や処方の提案をしたりする場面が多く見受けられます。これを「学際的チームアプローチ（inter-disciplinary team approach）」とよびます（**表1**）。

多職種チームアプローチとの違いは、それぞれの職種が相互に独立しながらも、ときに立場を越えて意見を出し合い、よりよい方針の決定にも関与していくプロセスであることです。たとえて言えば、多職種チームはサッカーの試合で監督が決めた戦術を選手が全力で遂行して勝ち点という結果を目指すのに対し、学際的チームは室内楽やジャズのセッションで、ある楽器がソロを演奏する際にそれまで主旋律を担っていたセクションが伴奏側になり、お互いによく聴き、補いながら、全体の演奏を活気づけ、よいものにするようなチームです。

緩和ケアにおいて重要なのは、常に患者さんやご家族を中心に、細かな変化にも気を配り、よりよい療養生活を実現するための協働プロセスです。ですので一つの正解を求めるというのではなく、さまざまな方法があるなかでどれがその人にとって最適かを柔軟に検討するために、「ある適切な（と思われる）方針を医師が決め、周囲がそれに従う」という従来の多職種チーム医療（緊急時には緩和ケアにおいても重要ですが）ではなく、「方針の決定までに主となる職種を固定せず、相互の対話を通じてよい方針や対応を模索していく」学際的アプローチを基本とすることがきわめて重要です。ゴールに向かって走る患者さんやご家族を中心としたチームにおい

て、さまざまな職種がそれぞれのかかわりで見えるものを共有しながら伴走していくことは、緩和ケアにかかわることの醍醐味かもしれません。

医師はチーム力を引き出すスーパーヴァイザーに

　具体的にどうすればよいかと問われれば、私のおすすめするのは、医師がチーム医療のなかで常に「リーダー」ではなく、特に「苦痛症状の緩和や療養場所の方針などを話し合うとき」には患者さんやご家族、看護師を中心としたかかわりに重きを置き、医師は「サポートメンバー」として患者さんやスタッフの聞き役になることです。そして、スタッフのアセスメントと患者さんの助けになろうという姿勢を称賛し、スーパーヴァイザーとしてかかわることでチームの力を引き出していくことです。

　看護師は医師よりもはるかに多く患者さんの近くで話を聞き、お世話をするなかで、患者さんの病状や苦痛、気がかり、目標を知ることができます。私たち医師は、短時間に回診を終えてしまいがちですが、可能な限り患者さんのもとに回診する前に、病棟でその日の担当の看護師を探し、声をかけましょう。「今日の様子をおしえていただけますか？」「ちょっと、一緒に考えてもらえませんか？」と。看護師は、そのような問いかけに対して答えられるよう、その患者さんの全体を捉えて言葉にできるような準備が必要です。

　もちろん、医師はいつも質問をスタッフに投げかけてばかりではなく（尋問ではなく）、ともに考える姿勢で進めましょう。看護師が「聞かないで指示だけほしい」「忙しいのに声をかけないで」と思っている様子でしたら、正直に「スタッフの観察力や患者さんとかかわるなかで見えてくるものが、チームにとって有益なのだ」と伝えましょう。時間はかかりますが、そのやりとりを続けていくなかで、徐々にチームの各職種はアセスメントとプレゼンテーションの力をつけ、患者さんとご家族が主語となる大切な情報をもって集まるようになります。その先に、本来の生活の質を支える「チーム医療」が可能になるのです。

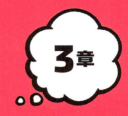

身体的な痛みの緩和ケア

3章

①体の痛みと人の心
〜目に見えない不思議な力を信じて〜

患者さんの「痛み」をどうみるか

身体の「痛み」を経験することは、私たちが最も恐れることです。

わが国で2017年の人口動態調査の死亡票情報から「がん」「心疾患」「脳血管疾患」「肺炎」「腎不全」で死亡した患者の遺族50,021名（うち、がん患者の遺族25,974名）を対象に、2019年1〜3月の期間に郵送によるアンケート調査を実施した結果によれば、がんやそれ以外の疾患を含め、実際に痛みや苦痛が少なく過ごせた割合は4割程度となっています（図1）[1]。

つまり、半数以上の患者さんは疾患を問わず何らかの痛みに悩まされながら病気とともに過ごすことを余儀なくされているわけです。身体的な症状以外の精神的、スピリチュアルな苦痛や療養場所の希望など、多面的な項目が終末期の患者さんのQOLに関連することはもちろんですが、だからといって「痛みの緩和」の優先度が下がっているわけではありません。まず私たちは、「痛み」を抱えている人が「より痛くなく」過ごせるように、医師として考える必要があります。

がんだけが痛みの強い病気ではない

痛みの治療の対象は、がんだけではありません。

慢性的な疾患はその多くが、不活発や廃用などに起因する筋骨格系の痛みや、神経障害に伴う慢性疼痛を合併します。痛みに対処することは、疾患に対処することと同等以上のニーズがあるわけです。日本人のきわめて一般的な痛みである慢性腰痛症の生涯有病率は80％を超え、労働生産性の低下は6兆円にも上るとの試算[2]があります。また、心血管障害（狭心痛や重症下肢虚血、外傷後後遺症、脊椎疾患、変形性関節症などの整形外科疾患、糖尿病性神経障害など、あらゆる病気や状態において痛みは私た

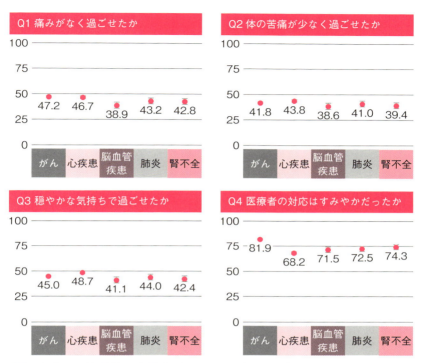

図1 人生の最終段階の療養生活の状況や受けた医療に関する全国調査結果（2020年度）

2017年の人口動態調査の死亡票情報から「がん」「心疾患」「脳血管疾患」「肺炎」「腎不全」で死亡した患者の遺族50,021名（うち、がん患者の遺族25,974名）を対象に、2019年1〜3月の期間に郵送によるアンケート調査を実施した。アンケートの内容は、遺族からみた「亡くなる前1カ月間の患者の療養生活の質」「亡くなった場所で受けた医療の質」「家族の介護負担や死別後の精神的な負担」などであり、がん・非がんを問わず身体的、心理社会的な苦痛の緩和や療養の方針に関する話し合いのニーズが高いことが明らかとなった。

（文献1より引用・一部改変）

ちの生活の質を低下させます。「いつでも、誰でも（どんな病気でも）、どこでも」適切に痛みを和らげて暮らせる社会をつくっていくことが、私たち自身の未来のためでもあるのです。

では、痛みを上手に和らげていくためのポイントは何か、考えてみましょう。

痛みとは何か

個人的・主観的な体験としての痛み

　今日も津々浦々で、「先生、なかなか痛みがとれないんです……」と患者さんが医師に「訴える」声が聞こえます。その訴えを受けた医師は、たとえばこんなふうに思ったりするのではないでしょうか。「前に薬を処方したときは『楽になった』とおっしゃっていたのに、どうしてだろう？この人は気持ちが弱いのではないか？」──痛みにまつわる日々の臨床は、こういった疑問の連続です。

　ここで、「痛みとは何か」を考えてみましょう。国際疼痛学会は「実際の組織損傷もしくは組織損傷が起こり得る状態に付随する、あるいはそれに似た、感覚かつ情動の不快な体験」と定義しています（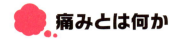）[3, 4]。

　ここには、痛みが不快な感覚・情動体験であるという定義が示されています。つまり、あくまでも個人的・主観的なものなのです。また実質的な組織損傷があっても、隠れていても、または存在しない場合も、そのような言葉をもって述べられるならば、それは「痛み」ということになります。

「痛みという現象」の可塑性

　ところで、この定義は、痛みの原因としての組織損傷が"ある"場合、または"ない"場合を「あるいは」と分けているように読み取れますが、私はここにはやや不満があります。注意しなくてはいけないのは、この定義はあくまでも痛みの存在についての定義を試みた結果であり、「痛みという現象」が患者さん自身の行動や情動、医療従事者を含む周囲との関係によって可塑性（形を変える）をもつ点を説明しているわけではないからです。

　つまり、痛みの原因が明らかであろうがなかろうが、現象としての痛みを抱えた人に、「この痛みは身体的な原因があるので身体科」「心の問題で

> "An unpleasant sensory and emotional experience associated with, or resembling that associated with, actual or potential tissue damage"
>
> 実際の組織損傷もしくは組織損傷が起こり得る状態に付随する、あるいはそれに似た、感覚かつ情動の不快な体験

- 痛みは常に個人的な経験であり、生物学的、心理的、社会的要因によって、さまざまな程度で影響を受ける。
- 痛みと侵害受容は異なる現象である。感覚ニューロンの活動だけから痛みの存在を推測することはできない。
- 個人は人生での経験を通じて、痛みの概念を学ぶ。
- 痛みを経験しているという人の訴えは重んじられるべきである。
- 痛みは、通常、適応的な役割を果たすが、その一方で、身体機能や社会的および心理的な健康に悪影響を及ぼすこともある。
- 言葉による表出は、痛みを表すいくつかの行動の一つにすぎない。コミュニケーションが不可能であることはヒトあるいはヒト以外の動物が痛みを経験している可能性を否定するものではない。

図2 痛みの定義（国際疼痛学会 2022）

痛みの定義 2020（日本疼痛学会公式日本語訳）

（文献 3、4 より作成）

あるから精神科」などと対応を分けることは望ましくありません。患者さんが表出される痛みは信じてよいのですが、だからといって痛みの治療を痛みがなくなるまでひたすら遂行せよ、というのでも、患者の気持ちからくる痛みはしかたないからそのまま放置せよというものではありません。「さっきまで『痛い』と言っていたのに、ご家族の来訪ではニコニコして痛みを訴えていない患者さん」や「不安があり、ささいなことで痛みが増強する患者さん」などは、痛みが状況や解釈によって大きく消長するということを示しています。原因があろうがなかろうが、その人の痛みは目に見えないものです。

　しかし、ときに脳の中で増幅することも消失することもある痛みを、私たちはどう考えればよいのでしょうか？

「痛みを感じる」⇄「痛みを表出する」までのメカニズム

そもそも痛みというのは脳で感じるものですが、そこに至る「痛みの経路」(図3) という生理学的な理解だけでは説明ができないものです。「痛みがとれません」と患者さんが痛みを"表出"するまでには、非常に複雑な精神的影響や、文化社会・価値観による修飾を受けているということがあります。生理学的な理解をふまえたうえで、「痛みを抱えた人をみる」コツは何でしょうか。

生理学的には、痛みというのは、何らかの侵害刺激に始まる入力刺激が、神経伝達の結果、大脳皮質において「痛み」という認知や情動に変換され

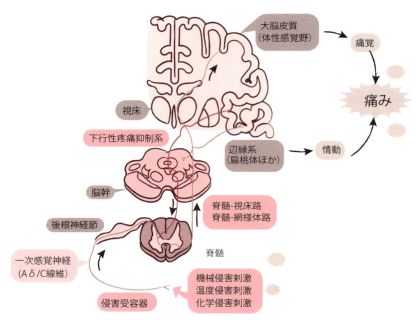

図3 痛みの伝導路（上行路）と抑制系（下行性疼痛抑制系）
下行性疼痛抑制系という経路が、痛みの上行路に対して抑制的に働き、コントロールしている。

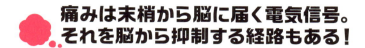

た結果といえます。この辺りは専門書に譲ることにして、本書では、ごく簡単に皆さんが知っておいて損はないことをお伝えします。

痛みは末梢から脳に届く電気信号。それを脳から抑制する経路もある！

オピオイド＝脳から末梢へ伝わる痛みのブレーキ機構

痛みの神経伝達というのは、神経細胞の興奮であり、細胞外のNa$^+$が細胞内に流入することで脱分極（生理学で習いましたよね？）が生じます。なので、Naチャネル拮抗薬であるリドカイン（キシロカイン®）注は神経の活動を一時停止させる「膜安定化薬」として、局所浸潤麻酔、神経ブロック治療、不整脈治療に使われるのです。

痛みの神経伝達は末梢から脳に伝える向き（上行）がメインと思われがちですが、反対に、脳から末梢に向けて「痛みにブレーキをかける」向きの神経興奮が生じます。これが「下行性疼痛抑制系」といわれる経路で、実はオピオイド受容体が存在し、モルヒネやオキシコドンなどが作用するのはこのブレーキ機構なのです。

通常、下行性疼痛抑制系はエンドルフィンやダイノルフィンなどの内因性オピオイドペプチドの働きによって作動し、「ランナーズハイ」や「火事場の馬鹿力」という表現にあるような、極限状態で人間が痛みを感じにくくなる現象にも関与しているといわれています。

オピオイド鎮痛薬の役割は、内因性オピオイドのアシスト

医療用麻薬の代表であるモルヒネの語源は「眠りを誘う神」モルフェウスであり、人類にとってモルヒネの元となるアヘンが、古くは古代ギリシア時代から苦痛を和らげる薬草として使用されてきました。その作用機序は長らく不明でしたが、1840年代に化学的物質として分離に成功し、その後さまざまな研究により、モルヒネは実は先ほどのオピオイド受容体に

結合することで痛みのブレーキ機構＝「下行性疼痛抑制系」をオンにするということがわかりました。つまり「モルヒネ」をはじめとするオピオイド鎮痛薬は、人の身体に備わっているブレーキ機構を外部から刺激することで痛みを緩和するのです。

ところで、身体的な痛みが増強しても、内因性のオピオイドには限りがあります。皆さんもブレーキのよく効かない車に乗りたくはありませんね。モルヒネなどの医療用麻薬が、実は体内に元から備わっているオピオイド受容体の働きを補充するものだという知識は、とても心強いものです。決して最後の切り札や禁じ手ではなく、私たちが備えている「基本的な安全機構＝ブレーキ」を有効にアシストしてくれる貴重なオプションと考え、ぜひ、うまく使っていきたいものです。

一見、謎めいた痛みの伝達と抑制のバランスが、その人の痛みを強めたり弱めたりするのですが、このメカニズムをうまく利用するにはどうすればよいのでしょうか。ここからのポイントは「脳の可塑性」にあります。次の項目以降もあえてリラックスして、"ねころんで"読んでいただければ幸いです。

なぜ、患者さんの痛みは「とれない」（または「とれる」）のか？

この問いは、ある種、哲学的な響きをもっています。しかし私たちが緩和ケアを考えるうえでとても大切な視点なので、紹介させてください。

次の2つのシナリオを比べてみましょう。

シナリオ❶

ある入院中の男性（Aさん）がいたとします。これまで熱心に抗がん薬の治療を受けてきましたが、進行した胃がんの腹膜播種によって持続的な腹部の鈍痛が生じているかたです。Aさんには痛みはありましたが、がん治療をがんばってくれる主治医に言いづらいので我慢していたのです。

主治医も、痛みについてはAさんが「訴えないので」、積極的に問診していませんでした。Aさんは、自分はがんに負けないことがいちばんで、痛みの治療は病気に対する弱さを認める気がして「気にしない」ことを心がけていたのです。

そんなある日、がんの進行に伴い、主治医は入院したAさんに「残念ですが、あなたのがんは進行しています。今後の抗がん薬の使用は難しいと考えています」と病状の説明を行うとともに、現在の痛みについて問診して、「がんによる痛み」であることを伝え、「麻薬を使って痛みをとりましょう」と提案しました。つらい状況のなかで説明を聞いたAさんは、少しがっかりした表情ですが、「わかりました。これからは痛みを我慢しないでいいんですね。よろしくお願いします」と答えました。

次の日、回診の際に前日から開始された医療用麻薬の効果を確認すると、Aさんは「先生、ありがとうございます。ずいぶん楽になりました。もっと早くお願いすればよかった」と笑顔で答えました。それはよかった、と思いながら、主治医はおかしなことに気づきました。カルテの記録を見ると、昨夜から今朝まで、処方された薬ではごく作用時間の短い「オキノーム®（オキシコドン）散2.5mg」1包を1回内服していただけなのです。この薬の作用時間は3〜4時間、長く見積もっても6時間くらいでしょう。昨日の聞き取りでは、Aさんは「1日の半分以上は痛みで悩まされており、ベッド上に丸まったような姿勢で横になっている」という状態だったのです。

なぜ、それまで痛み治療にあまり傾注していなかった主治医の「申し訳程度の薬」で、Aさんの痛みは「とれた」のでしょうか？

シナリオ❷

今度は、Bさんという女性の例です。進行した乳がんによって最近、腰椎転移が生じており、しばらく前から放射線照射治療や、定時のオピオイド鎮痛薬（長時間作用型で24時間効果が持続する）と、疼痛時の速放性製剤（臨時追加薬＝レスキュー薬）をきちんと処方されています。

主治医はことあるごとに「がんの治療と並行して、緩和ケアを行っていきましょう」と説明し、詳細な症状スクリーニングの下で痛みの緩和を実行してきました。特に力を入れたのは、痛みの程度を数字で表現するNRS（numerical rating scale）や、鎮痛薬の服用状況を記入する専用の「痛み日記」を患者さんにつけるようにすすめたことです。研修会でそのようなやりかたがよいと聞いた主治医は、外来の看護師や薬剤師と連携しつつ「がんの痛み」の緩和に力を入れ、多くの場合はうまくいっていたのです。薬剤師も看護師も患者さんに対し、がんの痛みをとるのに麻薬は安全ということを強調し「痛みは薬で抑えたほうがよいから、痛みがきそうなときは早めに頓服薬を飲んでいいですよ、回数の制限はありませんから」と説明してくれました。

　徐々にBさんはがんが進行し、痛みが悪化するとともにオピオイドの量も増えていきましたが、嘔気や眠気もあり、何より病気に負けてしまう気がしてつらくなっていました。主治医は変わらず熱心に、「痛みをとることは生活の質改善につながり、オピオイドを内服するのはよいことだ」と励ましたのです。

　しかし数週間後、Bさんの痛み日記をみた主治医は首を傾げます。徐々に増量したり、放射線照射をしたり、腰のコルセットを作ったり、ほかの薬剤も使用して痛みを和らげようと試みてきたにもかかわらず、Bさんの鎮痛薬の量は増えるばかり。多い日には1時間おきに、1日10回近くも使用しています。そして痛みについて問診をしても「変わりません。痛くて痛くて……。先生、私はこれからも、この痛みがずっと続くのでしょうか？」と「訴えて」こられます。

　なぜBさんの痛みは薬を増やしてもとれないのでしょうか？ 画像では骨転移の大きな悪化はないようですが、「痛み止めをもう少し増やしましょう」のくり返しではうまくいかないのでしょうか？「難治性疼痛とはこのことだろうか」「患者さんは麻薬中毒なのではないか」と、主治医はなんだか自信がなくなり、自分自身もつらい気持ちになってきました。

痛みの緩和に重要な「プラシーボ効果」を知ろう！

　さて、上記のシナリオはいずれもよくある事例ですが、では、シナリオ①とシナリオ②の患者さんでは、何が違うのでしょうか？

プラシーボ効果について考えることは、痛みを理解すること

　皆さんの現場で、にせ薬（いわゆるプラセボ）について聞いてみたことはありますか？ プラセボとは、薬としての効き目のない乳糖やでんぷんなどを錠剤やカプセル剤などにし、薬のように見せたものです。薬効はないはずなのに、実際には内服した患者さんに鎮痛などの効果を認める現象を「プラシーボ効果（placebo effect）」といいます。

　これは痛みの治療というよりも、痛みを理解するために非常に重要な概念です。そもそも1930年代〜1950年までの古典的な研究の総説[5]で、多くの病態に対してプラシーボによる鎮痛効果は平均約35％で認められたという報告があります（術後疼痛33％、狭心痛38％など）。これ以来、プラシーボ効果はどのような機序によってもたらされるのか、多くの研究が続きました。

プラシーボ効果はコミュニケーション次第！

コミュニケーションで患者さんの脳内に変化が……！

　特筆すべきは、プラシーボ効果は、医療従事者からの働きかけ＝コミュニケーションによって、患者さんの脳内で起きる明確な変化であるという事実が明らかになったことです。さらにその変化は、オピオイドが作用するのと同じ「下行性疼痛抑制系」の活性化により起こることが、生理活性、機能的MRIによる画像所見、拮抗薬（ナロキソン）による可逆性などにより科学的に立証されたのです。

　私は最初にこの報告を知ったときの驚きを、いまも忘れられません。医

療者のコミュニケーションや受け手の感情によって、内因性のオピオイド受容体の活性機能＝下行性疼痛抑制系＝痛みのブレーキ機構がコントロールされるとは！

どんなコミュニケーションが有効？

ちなみに、ある偽の鍼治療にコミュニケーションによる介入を加えた場合の効果について検証された無作為化比較試験[6]の結果、どのようなコミュニケーションがプラシーボ効果をもたらすかも明らかになっています（）。臨床現場でも、「この薬はきっと症状を和らげてくれると期待できますよ」という医療従事者の説明を受けて、患者さんがそれを信頼し、納得して内服する場合と、「できれば飲みたくない。強い副作用が出たらどうしよう」という患者さんでは、結果が異なることは容易にイメージできますよね。

つまり、「医療従事者への信頼→治療への期待→よい結果をイメージする→実際に効果が出る→素直に効果を喜ぶ」という、医療従事者と患者さんの間の好循環がこのプラシーボ効果を支えているのです。その逆のことが起きる場合は「ノシーボ効果（nocebo effect）」とよばれ、事前に副作用を心配している患者さんは、抗がん薬の副作用を強く生じるなどの現象がみられます。

つまり私たち医療従事者は、ただ薬を処方するだけでなく、良好な医師と患者の関係を築くこと、共感的な態度で期待を共有すること、適切に情報を提供し副作用への不安を減らすこと、治療に成功した患者さん同士の社会的接触を促進することなどのコミュニケーションによって、プラシーボ効果を最大に高め、治療効果をコントロールできるのです。

痛みにとらわれない生活を保つことの重要性

先ほどのシナリオに戻りましょう。

ねころんで読める緩和ケア

表1 プラセボ効果を構成する要素をみた研究より

研究デザイン	無作為化比較試験
対象	過敏性腸症候群（irritable bowel syndrome；IBS）の患者（n=262）
介入	A群：待機（無治療）群観察や評価に対する反応（Hawthorne効果）をみるため B群：偽の鍼治療群（1回20分、週2回）。プラセボ治療への反応をみるため C群：偽の鍼治療＋支持的な患者-医療者関係構築群。医療者との関係への反応をみるため
結果（改善を示した割合）	A群：28%、B群：44%、C群：62%で、群間に有意差あり（P<0.001）
介入群で行ったコミュニケーション	4つの質問 1. 症状についての質問 2. 病気と人間関係や生活習慣との関係についての質問 3. 消化器以外の症状についての質問 4. 疾患の原因や意味についての患者の解釈 5つのコミュニケーションスタイル 1. 温かく親密な態度 2. 積極的な傾聴（反復、明確化など） 3. 共感（「そういった症状はつらいですよね」など） 4. 治療計画を考える際に20秒ほど熟考 5. 自信と治療への期待を述べる（例：「私は過敏性腸症候群（IBS）が改善した人をたくさん知っていますし、この臨床試験での鍼治療が有効性を示せることを期待しています」）

（IBS）の患者に、偽の鍼治療＋コミュニケーションの介入を行うことで、症状緩和効果が増強した。

（文献6より作成）

痛みを意識させすぎるのも問題？

シナリオ①とシナリオ②では、早期からがん治療と並行して痛みの緩和に取り組もうとしているシナリオ②の医師のほうが一般的には「正しい」対応をしているといえます。しかし、患者さんのなかではどうでしょうか。これは、緩和ケアの専門外来などでもよく遭遇するジレンマなのですが、シナリオ②のように早期から痛みや苦痛について言及し、詳細な情報を得ようと「痛み日記」や「患者指導」に重点をおけばおくほど、患者さん自

身は難治性の痛みや病気の進行を意識する日々が続くばかりになります。また、しだいに治療への期待感が薄れ、徐々に他責的な認識（「自分には薬が合わない」「飲みたくないのにすすめられる」「薬漬けにされる」など）や、逆に「とにかく我慢せず薬を飲もう（どんどん飲んでよい）」「飲むしかない」という思考の視野狭窄に陥ってしまうことがあります。その結果、「一生懸命やっても痛みがよくならない」という結果に結びつきやすくなるのです。なんとも、難しいものです。

痛みに対する患者さんの姿勢を尊重すると……

　一方で、 シナリオ① の主治医は、率直に言って、それまで患者さんの痛みを積極的に問題として取り上げてこなかった医師でした。しかし、ポジティブに解釈すれば、「痛みは適度に我慢して治療をがんばる」という患者さんの対処する姿勢（コーピング）を尊重し見守ってきたともいえるでしょう。今回、その患者さんは（自分でも薄々と感じていた）「抗がん治療は難しい」という主治医からの知らせに「ショックだが、仕方ない」と感じるとともに、同じタイミングで「でも、この痛みは和らげて過ごしたい。先生も引き続き関わってくれるなら安心だ」という前向きな認識のなかで処方された少量のオピオイドを服用したところ、痛み止めが「よく効いた」と感じたのです。

　ここには、前述のプラシーボ効果が作用していることが十分に考えられます。もちろん シナリオ① の場合も、「これでよし」ではありません。過度にプラシーボ効果に頼ることは禁物で、もし短期的に効いたとしても痛みの原因が続いている場合には、当然、短時間型の薬では痛みの再燃は防ぐことはできず、翌日には「やっぱり痛いです」と表出される可能性は高いからです。引き続き注意深く観察し、残存する痛み（時間やエピソード）を把握して、徐放性のオピオイド鎮痛薬などを併用すべきです。

「痛みとともにある人」のありのままを支えよう

　このように痛みの治療には、その痛みの原因や鎮痛薬の作用機序の理解

だけでなく、いかに「痛みとともにある人」の「普通に過ごせる時間」「よくなりたい気持ち」を自然に支えることができるかが、重要な成否の鍵を握っています。「自分が自分であること」「ありのままを認めてもらえること」は、常に痛みの緩和と同じくらい、ときにはそれ以上に重要なのです。

痛みについて話すのではなく、その人に目を向けるように話す

「共有型」の説明を

　患者さんと痛みについて話すときのコツは、「自分は痛みを改善する薬を出せるけれども、○○さんの痛みとの付き合いは○○さんにしかわからないもので、それについては私にくわしくおしえてほしい」という、「共同参画型」の説明を行うことです。「自分は医者だから、あなたは私の決めたこの痛み止めを飲むべきです」「痛みはあなた自身の問題ですから、適切に対処できるよう正しく服用してください」という「指示型」でなく、患者さんが願っている生活や我慢や工夫を重ねてきた過去に敬意を払い、「そんな痛みだったんですね、それはつらかったですね」「よくならない中で、本当に頑張っておられますね」「もう少し痛みが軽ければ、してみたいこととかありますか？」など関心をもって、病気（痛み）の解釈を聞いてください。そのうえで必要に応じて鎮痛薬を処方し、「明日は今日よりも、ちょっとよくなる」という希望に寄り添う「共有型」の説明をしてみましょう。

　そうすると、不思議なことに患者さんは普段の生活の話を中心に、皆さんの外来で話してくれます。痛みの緩和ではなく、常に等身大の自分を再確認する会話になるのです。「先生、おかげさまで痛み、少しとれてきました。まだあるけど、お風呂に入ったり、孫にさすってもらうと、不思議によくなるんですよ。こんなもんかなって。先生、まだ私、生きていたいなぁ。今年の桜はみれるかなぁ」など——これで、よいのではないでしょ

うか？

「生きる時間・関係性」から支える緩和ケア

　「おもしろきこともなき世をおもしろく住みなすものは心なりけり」と辞世に詠んだ高杉晋作は、死の間際にうまいことを言ったものです。患者さんに必要なのは、痛み止めの説明だけでなく、やっかいな病気とともに生きる、おもしろくもない日々をわずかにでもおもしろいと感じさせてくれる（冗談で笑わせるものではありません）励ましや会話＝"心"なのです。私たちがそういった患者さんの自律した姿や、素の発言を否定せず大切にする姿勢は、結果的にその人を「生きる時間・関係性」から支える緩和ケアとなり、結果としてよい鎮痛につながるのです。私たちが「その人のよい空気」に近づくことが、緩和ケアのコツなのかもしれません。

ねころんで読める緩和ケア

②痛みの症状マネジメント
～適切な評価から機序に合わせた治療へ～

痛みの機序を言葉にする：内臓痛、体性痛、神経障害性疼痛の見分けかた

さて、ここまで、痛みの認知―表出プロセスと心の不思議な力について述べてきました。「その人の脳に届く安心信号」が妨げられず、増強するようなコミュニケーションをとることが重要ですが、次に私たち医療従事者が行うべきことは、より正確な痛みの診断に基づいた適切な鎮痛薬の選択です。

そのために、「痛みの入力」刺激（「侵害刺激」といいます）について、基本的な理解をもっておく必要があります。これはペインクリニックなどの専門家でなくても、一医療従事者や自分のこととして誰もが知っておきたい基本的な内容ですので、"ねころび"ながらお読みください。

まず、私たちが普段から感じる痛みは大きく分けて2種類です。①内臓痛（visceral pain）、②体性痛（somatic pain）といいます（表2）。さらに、神経自体に障害や変性が生じてしまう病態において生じるものに、③神経障害性疼痛（neuropathic pain）があります。なお、この3つを分けて考えるのは、それぞれに効果を期待（予測）できる鎮痛薬に違いがあるからです。私たちが自信をもって痛みのマネジメントを行うために大切な知識ですので、ここで整理しましょう。

内臓痛（visceral pain）

痛みの特徴：局在があいまいな波のある痛み

「内臓痛」は、普段から私たちもよく経験する痛みです。たとえば「腹

55

表2 痛みの機序による分類と特徴・対処

<table>
<tr><th colspan="2"></th><th>特徴（性状）</th><th>特徴と治療戦略</th></tr>
<tr>
<td rowspan="2">侵害受容性疼痛</td>
<td>内臓痛</td>
<td>・腹部腫瘍の痛みなど局在があいまいで鈍い痛み
・ずーんと重い
・管腔臓器の蠕動や圧上昇による痛み・不快感</td>
<td>・オピオイドが効きやすいが、痛み以外の表現（「重苦しさ」「差し込むように」「漠然と不快」「トイレに行きたいような」など）の幅広い表出に気づく必要がある
・温めると改善する場合がある</td>
</tr>
<tr>
<td>体性痛</td>
<td>・骨転移など局在がはっきりした鋭い痛み
・ズキッとする筋骨格系の痛み</td>
<td>・オピオイドは効果があるが、増量に反応しづらい。突出痛に対するレスキュー薬の使用が重要。アセトアミノフェンやNSAIDsも有用性が高い
・「痛いから動かない」という理由で廃用が進まないようリハビリテーションを重視する
・骨転移であれば荷重を軽減したり、整形外科的に骨安定性を高めることを目指し、放射線照射、神経ブロックなどの集学的アプローチをとる</td>
</tr>
<tr>
<td colspan="2">神経障害性疼痛</td>
<td>・体性感覚神経・神経叢への浸潤により、ビリビリと電気が走るような／しびれる／じんじんする痛み</td>
<td>・難治性で鎮痛補助薬を必要とすることが多い。鎮痛補助薬には抗けいれん薬や抗うつ薬を、一定期間使用して漸増する予定を立てて開始する
・効果の判定には、問診のしかたを工夫する</td>
</tr>
<tr>
<td colspan="2">痛覚変調性疼痛
（※本書では詳細は略す）</td>
<td>・痛みへの恐怖、不安、怒りやストレス、スティグマといった社会心理的な要因で神経回路が変化し（神経可塑性の影響）、痛みを長引かせ、悪化させる</td>
<td>・さまざまな要因で脊髄から脳にかけた痛みを生み出す神経回路が変化し、痛みが生じたり、痛みに過敏になったりするため、包括的な痛み治療の戦略が必要となる</td>
</tr>
</table>

痛」。ついつい食べすぎ、飲みすぎでおなかをこわしたり、激辛料理を食べたりして腹痛を感じ、トイレに駆け込んだ経験は誰にもありますし、救急外来などでよく遭遇する尿管結石の痛み、胆石発作などによる痛みは、決してまれなものではないはずです。

　これらの痛みには「一点集中ではなく、局在があいまい」であること、「体動に関係なく」「自発的で波のある痛み」という特徴があります。もちろん部位によって偏りはありますが（心窩部、右季肋部など）、少なくと

もピンポイントではなく、常に重苦しい痛み（「違和感、不快感、気持ち悪さ」と表現されることもある）があり、そこに増強した腹痛の波がやってきたりします。

機　序

　内臓痛は主に内臓の知覚神経が中枢に伝わることで生じる痛みであり、胃や腸管、胆・膵管、尿管などの管腔臓器が関与しています。管腔の蠕動や閉塞などの圧上昇を起点としているほか、血圧やpHの変化を司る受容器も関連しているため、たとえば急性冠症候群でみられる狭心痛も、実はこの痛みに分類されます。

診断・治療のコツ：「痛いですか？」だけではない聞きかた

　内臓痛を診断するコツは「患者さんの苦痛を"痛み"に限定しないで聞く」ということです。問診にあたって「痛みますか？」だけではなく、腹部の「重苦しさ」「きゅーっと差し込むような」「なんともいえない不快感」「波のある痛み」「トイレに行きたいような感じ」がないかを聞き取るのがコツです。ときには、痛みでなく「気持ちが悪い」という表現を表される患者さんもいらっしゃいます。吐き気と区別が難しい表現ですが、よく聞くと「常にムカムカしている感じで、吐きたいけど吐けない」とのことで、調べると胃内にがんや潰瘍などの病変が見つかり、治療が必要な場合もあります。たとえば腹腔内にがんなどの病気があるかたでは、純粋な吐き気ではなく、「お腹に何だか不快な感じもありますか？」という問いかけで「Yes」の場合には、それは内臓痛と同様の侵害刺激があると考えます。

　また、お風呂などで「温めると痛みが軽くなる」という所見も内臓痛を示唆します。内臓神経は実は交感神経系に由来するため、腹腔内の運動や血管収縮により緊張し、逆に副交感神経優位になる入浴や温罨法、リラクセーションで痛みが緩和する可能性があるのです。

体性痛（somatic pain）

痛みの特徴：筋肉・骨格・皮膚などのハッキリした痛み

　次の代表的な痛みは「体性痛」です。これも内臓痛と同様、私たちが最も頻繁に自覚する「局在がはっきりした、鋭い痛み」です。体が何かにぶつかったり、皮膚が注射で刺されたり、動かしすぎた筋肉が悲鳴を上げたり、関節が痛かったり、日常生活で感じるいわゆる「痛み」は体性痛なのです。臨床では、筋肉や骨格、皮膚に圧迫や損傷、炎症などが生じている状況＝体性痛と考えます。

機序：内臓痛と何が違うか〜有髄神経線維ですばやく伝わる！

　体性痛と内臓痛はなぜ区別されるのでしょうか？　これは、知覚神経の種類により神経伝達の「速さが違う」ためです。

　学生時代に生理学で学んだ内容ですが、体性痛を伝える知覚神経は皮膚や筋骨格系に比較的多く分布するAδ線維という「有髄」神経線維であり、「跳躍伝導」を特徴とする伝達速度は4〜36m/秒です。それに対し内臓にAδ線維よりも多く分布し、内臓痛を脳に伝える神経線維は「無髄」神経線維であるC線維なのです。C線維は伝導速度が有髄線維に比べ遥かに遅く、0.4〜2m/秒といわれています（**図4**）。

　この違いにより、有髄であるAδ線維からの体性痛は鋭い痛みとなり、無髄であるC線維が多く分布する腹腔内では「あいまいな、もやもやした痛み＝内臓痛」が主となるのです（C線維は体性痛にも関与していますが、内臓では体性組織に比較してC線維の割合が多いとご理解ください）。

　体性痛は特に、皮膚や骨、関節、筋肉、結合組織、粘膜などの体性組織に腫瘍や炎症などによる物理的刺激が生じていることに由来した痛みですので、組織の損傷がはっきりしている場合は体性痛です。

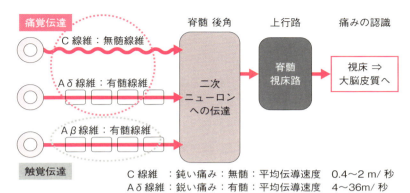

図4　痛みと触覚の伝導路（上行性）
C線維は内臓に多く分布し、重苦しく、鈍い痛みの表現になる。Aδ線維は鋭い体性痛として認識される。

診断・治療のコツ：痛みの入力をピンポイントで捉えよう

　体性痛の診断には、病変や傷の局在に一致していること、「動くとズキッとする（痛む）」「拍動性の痛み」「うずくような痛み」「転んで手をついてから手首が腫れて痛い（骨折!?）」などの痛みの入力をふまえた所見をとることが有用です。

　体性痛はその部位の組織損傷を考え、「圧や荷重をその部分にかけない」「痛みの原因を手術やドレナージで軽減できないか検討する」「動く前に速効性の痛み止めを飲んでみる」「局所を冷やす、消炎鎮痛薬を十分に使う」などの対処が有効だとわかります。

神経障害性疼痛（neuropathic pain）

痛みの特徴：ビリビリ・じんじんする痛み

　これは、私たちが日常的に経験することは少ないタイプの痛みですが、

中年以降に増える慢性腰痛症や坐骨神経痛、頸肩腕症候群、糖尿病性ニューロパチーなどの有病率を考えると、決して誰しも縁のないものではありません。

機序：神経自体の損傷・変性に由来する痛み

　内臓痛・体性痛を含む通常の痛み（侵害受容性疼痛）は自由終末とよばれる侵害受容器になんらかの刺激が加わって痛みとして入力されるのですが、その伝達経路である神経線維自体が破壊されるような変化が生じた場合には、痛みの伝達経路そのものが異常となった痛みが生じます。末梢神経の知覚には痛覚以外に触覚や冷温覚などがありますが、これらが混線状態となった状況をイメージしてください。普段であれば痛みを感じるはずのない「軽く触れる」程度の刺激が鋭い痛みとして脳に伝達される……想像しただけでもつらい状況です。「常にじんじんとしびれている」「灼けるような」「針でチクチク刺されるような」「電気がビーン！と走るような」など、さまざまな表出を認めることが特徴です。こうした感覚を私たちが常に経験することは少ないため、患者さんにとってはほかの人に理解してもらえないことが多い、本当につらい症状といえるでしょう。

さまざまな神経障害性疼痛

がんによる難治性の痛み

　神経障害性疼痛は、多くが内臓痛や体性痛などの侵害受容性疼痛と併存（混合性疼痛）しています。「がんによる難治性の痛み」の原因として多いのが、腫瘍の腕神経叢浸潤、骨転移による脊髄や神経根の圧迫、骨盤内腫瘍の仙骨神経叢への圧迫、胸壁への浸潤による肋間神経障害など、いずれも体性痛や内臓痛と混在し、難治性となりやすい痛みです。

化学療法誘発性末梢神経障害性疼痛

　次に重要なのが、がん治療、特に「化学療法誘発性末梢神経障害性疼痛（chemotherapy-induced peripheral neuropathy；CIPN）」です。抗がん薬による神経細胞の軸索障害や、神経細胞体障害により、特に白金製剤などで用量依存性に悪化します。「手足がチクチク痛む」「冷たいものが触れ

ない」など、生活の質に直結し、抗がん治療継続の規定因子としても重要です。

術後慢性痛：手術や放射線治療によるもの

もう一つの治療に関連する神経障害性疼痛としては「手術や放射線治療によるもの」があります。「手術後に痛むのはあたりまえじゃない？」と思いますが、確かに手術後1週間程度で治る術後急性痛は正常な反応で、主に体性痛です。

しかし3カ月以上経って創傷が治癒しているにもかかわらず局所の痛みが再燃、悪化してきた場合にはどうでしょうか？ その場合は、「術後慢性痛」の発症が考えられます。具体的には、開胸術後症候群、腋窩のリンパ節郭清後の乳房切除後症候群、開腹術後の前皮神経絞扼症候群（anterior cutaneous nerve entrapment syndrome：ACNES）、放射線照射後疼痛症候群（神経叢や脊髄への障害による）などで、これらに遭遇することは決してまれではありません。

慢性疼痛症候群：非がん性疾患を多くふくむ

最後に、非がん性疾患を多くふくむ「慢性疼痛症候群」です。その多くは「神経損傷を伴う外傷後」「帯状疱疹後神経痛」「糖尿病性ニューロパチー」「脳卒中後疼痛症候群」などですが、一般内科、整形外科、脳神経内科、心療内科の外来には、これら多くの「痛みを抱えた」患者さんが悩みながら通っているという現実があります。たとえ「がんが治癒した」場合であっても、強い痛みで日常生活に支障が残ってしまうかた、オピオイド鎮痛薬を惰性で長期間処方されオピオイド依存を形成しているかたも多いという現実は、大きな問題といえるでしょう。

このように、神経障害性疼痛を理解するには、緩和ケアに携わる私たち医療従事者が、がんの増殖による痛みだけではない、という意識の変化が求められます。その治療においては、非オピオイド鎮痛薬やオピオイド鎮痛薬の効果は乏しい場合があり、のちに述べる鎮痛補助薬の使用や心身医学的アプローチも重要です。

診断・治療のコツ

　多くの臨床現場で、神経障害性疼痛を正確に診断している先生は少ないように感じます（私もその一人です）。その理由として、がんに伴う痛みの場合は、組織破壊を伴う転移性腫瘍が周囲の筋肉や臓器を圧迫していたり、そこに神経が巻き込まれていたりするため、体性痛＋内臓痛＋神経障害性疼痛の「混合性疼痛（mixed pain condition）」が多いためです。そのため、多くは消炎鎮痛薬やオピオイド鎮痛薬の併用を行いながら、「うまく痛みが取れないなぁ。きっと神経障害性疼痛も合併しているよね」と、推定診断でお茶を濁してしまいがちなのです。

　では、ペインクリニック専門医ではない私たちが、押さえておくべき診断のポイントはなんでしょうか？　私は素人ながらに3つの観点を大切にしています。

神経障害性疼痛の診断ポイント①：自発的な痛み

　まず1つ目は、痛みの性状が、刺激に依存しない自発的なものである、ということです。つまり、何もしていないのに「灼けるような」「電気が走るような」と表現される痛みが生じる場合が、それにあたります。この本を読んでいる皆さんのように、おちおち"ねころんで本が読める"状態ではないということです。

神経障害性疼痛の診断ポイント②：痛覚過敏

　2つ目は、普通では痛みを感じないような軽微な刺激によって生じる痛みです。「軽く触れるだけで痛い」という場合は、「痛覚過敏（hyperalgesia）」という状態が示唆されます。（厳密な診断は別として）これも神経障害性疼痛を強く示唆します。

神経障害性疼痛の診断ポイント③：神経痛＋筋肉・皮膚への浸潤

　最後に3つ目は、「痛みの分布が神経支配に沿っている」「画像上、筋肉や皮膚組織への浸潤が疑われる」場合です。「おや、筋肉や皮膚は体性痛ではないの？」と思われますよね。もちろん、体性痛がメインなのですが、病変が筋肉内、皮膚に接している場合は、その部位の末梢神経も浸潤を受

けています。

たとえば、骨盤内や後腹膜の腫瘍において多く存在しているのは、腸腰筋への圧迫です。この場合は、第1～3腰神経が腸腰筋内を走行していることから、下肢を伸展するなどの動作で厄介な下肢痛が生じます。これは悪性腸腰筋症候群（malignant psoas syndrome；MPS）とよばれる病態ですが、腫瘍や転移が増大して深部で腸腰筋を圧迫することにより、間接的に腸腰筋内部を走行している腰神経の障害が生じます。患者さんは長時間足を伸ばしていることができず、ベッド上で丸くなっていることが多いのも特徴です。

また、胸壁にがんが浸潤している場合は肋間神経浸潤による痛みが生じますし、骨盤内の腫瘍であれば仙骨前面に張り巡らされている「骨盤神経叢」浸潤による臀部・大腿後面の痛み（坐骨神経痛に近い）、肛門に近い部分の腫瘍であれば会陰部神経痛が合併していると考えます。

これらの場合には、通常のオピオイド・非オピオイド鎮痛薬の効果が乏しい可能性を考え、より包括的・集学的な方法を検討するべきです。

痛みの機序に基づく鎮痛薬の選択

ここまで、なぜ人は痛みを感じるのか、どのような経路が痛みを脳に伝えるのか、そしてどのような修飾やブレーキ機構を経て「痛み」として認知されるのかについて学びました。これらはやや心身医学的なイメージをもたれたかもしれませんが、まず「痛みを抱えている人の話をよく聞く」「その人の前向きな気持ちやエピソードを強める」などのコミュニケーションは、よりよく痛みを和らげるアプローチである可能性が示唆されます。

その一方で、私たち医療従事者がしっかり押さえていなくてはならないのは、より確実かつ適切な鎮痛薬の選択や増量のしかたです。しかし、痛み止めといってもさまざまな種類があり、それぞれの特徴をふまえて処方できるようになるにはある程度の指針が必要です。緩和ケアはがんの患者さんを対象に限ったものではありませんが、例として、がん疼痛・非がん

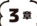

表3 痛み治療に使用される薬剤①

分類	薬剤名	特徴
非ステロイド性消炎鎮痛薬（NSAIDs）	アスピリン、ジクロフェナク、イブプロフェン、ロキソプロフェン、セレコキシブ、ナプロキセン、メロキシカム、インドメタシン、エトドラク　など	・内臓痛、体性痛を問わず、炎症が背景にある痛み（固形がんや急性痛など）には有効な可能性が高い ・腎機能低下や消化性潰瘍のリスクをふまえ、漫然と使用しない（副作用のチェックを）
解熱鎮痛薬	アセトアミノフェン	・消炎作用はないため、NSAIDs[*1]と併用も可能 ・十分な量を定期使用する（15mg/kg/回、1日3～4回）ことでさまざまな痛みに使用でき、安全である
オピオイド鎮痛薬	［麻薬］モルヒネ、オキシコドン、フェンタニル、メサドン、タペンタドール、ヒドロモルフォン、コデイン、ジヒドロコデイン ［非麻薬］トラマドール、ペンタゾシン、ブプレノルフィン　など	・がん性疼痛では、定時の徐放性製剤を少量より開始し、2～3日ごとに増量してQOLが保たれる量まで調節する ・疼痛悪化時のレスキュー薬として速放性製剤を処方するが、当初は服用後30分～1時間で効果判定を行い、効果があればベースの徐放性製剤を+30～50%増量することを目安とする
Ca^{2+}チャネル$\alpha_2\delta$リガンド拮抗薬	プレガバリン、ガバペンチン、ミロガバリン	・「チクチク」「ビリビリ」などと表現される電撃的な痛み、急性痛にも有効 ・十分な量まで増量することを念頭に置いて使用する ・眠前に処方することで睡眠導入の一助にもなる ・ふらつきに注意する
三環系抗うつ薬選択的セロトニン再取り込み阻害薬	アミトリプチリン、ノルトリプチリン、クロミプラミン、デュロキセチン　など	・慢性的な腰痛、関節痛などQOLの低下が生じている患者に開始する ・デュロキセチンは比較的眠気が少ないが、嘔気に注意する。20→40→60mg/日まで1～2週間ごとに増量してから評価する
抗けいれん薬	クロナゼパム、カルバマゼピン、バルプロ酸、ラコサミド　など	・クロナゼパムは眠気を生じるため、夜間を中心として処方する ・カルバマゼピンは薬物相互作用、バルプロ酸は高アンモニア血症に注意

（次ページに続く）

性疼痛で使用される薬剤について表3にまとめます。非常に多岐にわたるのですが、特に、「非オピオイド鎮痛薬」「オピオイド鎮痛薬」「鎮痛補助

ねころんで読める緩和ケア

表3 痛み治療に使用される薬剤②

NMDA[*2]受容体拮抗薬	ケタミン、デキストロメトルファン、イフェンプロジル　など	・ケタラール持続静注（皮下注）：開始量50mg～200mg/日程度まで増量 ・眠気や悪夢に注意する ・オピオイド鎮痛薬のメサドンもNMDA受容体拮抗作用をもつため、がん性疼痛ではメサドン併用を推奨する
筋弛緩薬	チザニジン、ジアゼパム、バクロフェン、エチゾラム、エペリゾン　など	・中枢性筋弛緩作用（バクロフェン、チザニジン、エペリゾン）は用量依存性なので、眠気やふらつきとのバランスを見ながら漸増する ・重度の痙縮に対してバクロフェンは髄注（ITB[*3]）が有効 ・ジアゼパムは悪性腸腰筋症候群や腹部膨満による苦痛にも使用可能
Na$^+$チャネル遮断薬	リドカイン、メキシレチン	・がん性腹膜炎に対してリドカイン持続静注が著効する場合がある。1Aを15～30分程度で点滴して効果を確認し（キシロカイン®テスト）、効果がある場合は持続静注500mg/日程度から開始。1,500mg/日程度まで増量可能である ・定期的に血中濃度を測定する
骨修飾薬	デノスマブ、ゾレドロン酸	・有痛性骨転移の鎮痛と、骨有害事象の予防に使用 ・使用当日の一時的な疼痛増強フレアには、アセトアミノフェンで対応する
コルチコステロイド	デキサメタゾン、ベタメタゾン、プレドニゾロン、ヒドロコルチゾン　など	・炎症や腫脹による圧迫が痛みに関与している場合に使用
漢方薬	桂枝加朮附湯、牛車腎気丸、芍薬甘草湯、葛根湯、麻黄附子細辛湯、疎経活血湯、加味逍遙散　など	・いずれも慢性的な痛みを伴い、冷えやほてりなど自律神経の関与した症状に検討する
ワクシニアウイルス接種家兎炎症皮膚抽出液	ノイロトロピン	・痛覚過敏を有する慢性痛の場合に処方し、3～6週間ほど長期に使用して効果をみる ・機序としてノルアドレナリン系、セロトニン作動系の下行性疼痛抑制系の活性化作用が示唆される

＊1　NSAIDs: non-steroidal anti-inflammatory drugs（非ステロイド性消炎鎮痛薬）
＊2　NMDA: N-methyl-D-aspartate（N-メチル-D-アスパラギン酸）
＊3　ITB：intrathecal baclofen therapy（髄腔内バクロフェン療法）

薬」のそれぞれについて、どのような痛みに「よく効く」と期待できるのか、基本的な内容をお伝えします。

非オピオイド鎮痛薬（アセトアミノフェン・非ステロイド性消炎鎮痛薬）

痛みの治療薬には、大きく分けて非オピオイド鎮痛薬と、オピオイド鎮痛薬があります。非オピオイド鎮痛薬は薬理学的にオピオイド鎮痛薬以外のもので、大別するとアセトアミノフェンと非ステロイド性消炎鎮痛薬（NSAIDs）があります。

どちらの薬も共通して解熱鎮痛作用をもつため、現場で非常に混同されやすい薬です。しかし、実はこの両者は全く異なる機序をもつ薬剤なのです。いま"ねころんで"この本を読んでいる皆さんが、明日からこの両者を区別して使用できるよう、その違い、それぞれのよさについて説明します。

アセトアミノフェンは静かな名脇役

アセトアミノフェンの作用機序

まず、両者の最大の相違は、アセトアミノフェンはNSAIDsのような抗炎症作用を有さないことです（表4）。作用部位も全く異なります。アセトアミノフェンは、その代謝産物が中枢に作用して解熱作用や鎮痛作用を発揮すると考えられています。いわば、「中枢性の解熱鎮痛機序」なのです。

したがってアセトアミノフェンには「局所の炎症・腫脹を引かせる」抗炎症作用は期待できませんが、その代わり消化管粘膜障害、腎血流の低下による腎障害、血小板凝固能低下などの副作用をきたすこともありません。このことから、アセトアミノフェンは非常に安全性が高い鎮痛薬として、

ねころんで読める緩和ケア

表④ 非オピオイド鎮痛薬の種類と特徴

	アセトアミノフェン	非ステロイド性消炎鎮痛薬 （NSAIDs）
剤形／ 代表薬	内服・坐剤・注射：アセトアミノフェン（英国ではパラセタモールと表記）	内服：ロキソプロフェン、ナプロキセン、エトドラク、メロキシカム、セレコキシブ 坐剤：ジクロフェナク 経皮吸収：ジクロフェナク 注射：フルルビプロフェン
作用機序	中枢性機序：中枢神経系での機序と考えられるが、詳細は未解明	末梢性機序：COX 阻害による炎症性 PG 産生抑制により消炎鎮痛作用を発揮
抗炎症作用	−	＋
解熱鎮痛作用	＋	＋
注意すべき 副作用	・消化性障害、腎機能障害、血小板凝集抑制作用は生じない ・心不全患者の痛みにも問題なく使用できる ・低栄養でるい痩の著明な場合に肝障害を生じることがある。急性肝障害のときには避けるべきだが、通常の慢性肝硬変患者の痛みには減量して使用可	・消化性潰瘍、腎機能障害、血小板凝集抑制など ・心不全の患者では、体液貯留傾向が生じることで心不全の悪化が懸念されるため、使用を控える

COX：cyclooxygenase（シクロオキシゲナーゼ）、PG：prostaglandin（プロスタグランジン）

新生児から高齢者、妊産婦までさまざまな場面での使用が可能です。

十分な量を処方しよう

　アセトアミノフェンの使用に際して注意していただきたいことがあります。それは十分な量を処方し、効果を過小評価しないこと、です。まず処方量ですが、アセトアミノフェンの実際の処方例としては、成人では1回650〜1,000mg（約15mg/体重kg/回）の用量を1日4回程度使用します。かなり小柄な（体重20kg台の）かたであれば、1回300mgということもあるかもしれませんが、通常の体格であれば、200mgは少なすぎることがわかると思います。現場では、ときに成人でも「1回200mg」など、少

なすぎる処方量も散見されます。これでは鎮痛効果は期待できませんので、ぜひ、体重あたりの標準投与量（1回15mg/体重〔kg〕）を処方することをおすすめします（例：40kgの体重であれば600mg/回。最大1日4,000mg）。

臨床では、十分な量を用いることで、非がん性疾患の筋骨格系の痛みや、がん患者さんの骨転移の体動時痛など体性痛が強い場合にも、効果が認められることがあります。内臓痛にも有効な場合があり、消化管への負担も少ないため食前服用も可能です。現在は点滴静注用（アセトアミノフェン〔アセリオ®〕静注用）も可能ですので、「弱い薬」と過小評価をせず十分な量を保って積極的に使用していきたい薬剤です。

非ステロイド性消炎鎮痛薬（NSAIDs）は「治療と鎮痛」の二刀流！

NSAIDs の作用機序

COX を阻害して炎症性 PG を抑える！

次に NSAIDs の作用機序を示します（**図5**）。組織が損傷されると、その部位の細胞膜においてアラキドン酸から炎症や発痛を促進するプロスタグランジン（PG）への代謝経路が活発化します。その経路において重要な酵素であるシクロオキシゲナーゼ（COX）を NSAIDs が阻害することで、発痛物質である炎症性 PG 産生を抑制し、鎮痛作用がもたらされるのです。同時に、中枢において視床下部での体温調節中枢に働く炎症性 PGE_2 も減少させることで、解熱作用をもたらします。

これは、局所の状況を改善促進する治療的介入と同時に、末梢から中枢神経系への侵害刺激の伝達を防ぐ防御的介入でもあります。つまり NSAIDs は炎症性疼痛に対する「攻め」と「守り」の二刀流といえる強力な戦力なのです。

NSAIDs 連用は「防衛機能をもつ PG」の産生も阻害

ここで、少し難しいかもしれませんが、炎症を誘導する COX のサブタ

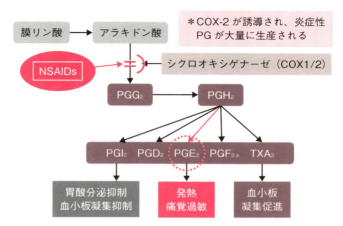

図5 非ステロイド性消炎鎮痛薬（NSAIDs）の作用機序

イプについて述べさせてください。COXのすべてが悪者ではありません。

まずCOX-1は、平常時から生体の恒常性を維持するために発現している構成型の酵素です。それにより血小板能、腎血流保持、循環動態制御、胃壁細胞保護に必要なPGの分泌が誘導されます。これは生体を維持するための「必要なインフラ」なのです。それに対し、生体に対する外的な侵襲（腫瘍や感染など）が加わった場合には、IL-1、TNF-α、エンドトキシンなどの生理活性によりCOX-2（誘導型）が発現され、炎症が促進されます。そしてそれ自体が発痛物質となる炎症性PGを大量に産生することになり、結果として痛みや発熱が生じるのです。

大雑把にいえば、NSAIDsはCOX1/2を同時に抑制し、PG合成を阻害するのです。そのためNSAIDsは連用することで、前述の生体の恒常性維持に有用な「防衛機能をもつPG」の産生も阻害し、消化管障害、腎血流低下、血小板凝集抑制、血栓形成傾向などのリスクが高まるのです。つまり、NSAIDsは強力な抗炎症作用をもつと同時に、通常のPGで維持される生体インフラの維持を危うくする、諸刃の剣なのです。

NSAIDsは局所で生じた炎症性の病変を文字どおり消火活動のように鎮めるというほかの薬剤にはない強力な作用をもっています。しかし、その

運用には注意深い選択が必要になります。

次にその際のポイントを考えましょう。

非ステロイド性消炎鎮痛薬（NSAIDs）の選択はどうする？

ここまで読んでくださっている皆さんのなかには、「そうはいっても、じゃあ、NSAIDs の使いかたって難しいの？ これまで特に NSAIDs の処方で困ったこともないけどなぁ？」と疑問に思うかたもおられるのではないでしょうか。せっかくですので、本書では皆さんの臨床を一歩スキルアップする NSAIDs に関する知識をお伝えしたいと思います。

ともすれば、皆さんの頭の中には、こんな処方が浮かぶのではないでしょうか？

処方例：ロキソニン®（ロキソプロフェン）（60mg）3 錠 分 3 毎食後
　　　　レバミピド（100mg）3 錠 分 3 毎食後
次回外来：1 カ月後

「よし。ちゃんと、胃薬も出してるし、大丈夫！」と思われるかもしれません。実際にこのような処方で、患者さんの満足度が高い場合も多いです。しかし多くの医師の皆さんは、「この薬剤の特徴がその患者さんに合っているか」を十分に吟味し「選択」できているでしょうか？ 現在、日本国内では、実に 50 種類余りもの NSAIDs 製剤が使用可能です。そのうち何をどう選ぶか考えると、途方に暮れそうですね。まず、代表的な薬剤の特徴を示します（**表5**）。

ちなみに前述の処方例にあったロキソプロフェン錠（ロキソニン®錠）はわが国で最も一般的な NSAIDs として親しまれていますし、誰しもきっと一度は飲んだことのある鎮痛薬の筆頭です。この薬剤の特徴は、プロドラッグ（消化管から吸収されてから、鎮痛効果を発揮する物質に変換する）であることと、きわめて効果発現が早い（Tmax 0.5 時間）ことです。そのため、多くの患者さんは「飲んですぐに効く」イメージがあるので喜ばれるのです。また、誰もが処方に慣れているのも安心です。「ほかの先生も出してるし、自分もとりあえず……」という慣れもあるかもしれませ

ねころんで読める緩和ケア

表5 代表的な非ステロイド性消炎鎮痛薬（NSAIDs）の特徴

	Tmax（時）	T1/2（時）	特徴
インドメタシン ファルネシル	5.6 ± 0.2	1.5	短時間型
エトドラク	1.4 ± 0.2	6.03	中間時間型（1日2回） COX2 選択性高い
ジクロフェナク錠	2.72 ± 0.55	1.2	短時間型
ジクロフェナク SR カプセル	6.0 ± 0.0	2.28 ± 0.48	中間時間型（1日2回）
ジクロフェナク坐剤	0.6 ± 0.2	1.1 ± 0.3	短時間型
ジクロフェナク経皮吸収薬	13.0	2.86 ± 1.44	長時間型（1日1回）
セレコキシブ	2.2 ± 1.1	6.41 ± 2.34	中間時間型（1日2回） COX2 選択的阻害
ナブメトン	4.0 ± 1.8	20.5 ± 2.2	長時間作用型
ナプロキセン	2.0-4.0	14.0	中間時間作用型
フルルビプロフェン静注用	0.1（6.7 分）	5.8	短時間作用型 唯一の静注用製剤
メフェナム酸	2	2.3	短時間作用型
メロキシカム	7	28.0	長時間作用型（1日1回）
ロキソプロフェンナトリウム	0.45 ± 0.03	1.22 ± 0.77	短時間作用型

ん。

　ただ、明日からは次のように考えて NSAIDs を処方するのはいかがでしょうか。

　それは、①作用時間、②患者さんの背景（副作用のリスク）を評価したうえで NSAIDs を選択するというスキルです。

NSAIDs 選択スキルアップテクニック
① NSAIDs の効果持続時間の評価

短時間作用型

　NSAIDs の効果持続時間（血中消失半減期〔T1/2〕）に注目すると、現場でよく使用されるロキソプロフェン錠（ロキソニン®錠）、ジクロフェナク坐剤（ボルタレン®サポ）、フルルビプロフェン静注（ロピオン®静注用）

などは、効果発現も早い代わりに効果が切れるのも早いことがわかります。つまり一時的な効果は感じやすいものの、1日を通して症状が持続する場合には不十分なのです。そのため、小手術や処置後の痛みなど、長くても数日程度で自然に軽快する痛みや、普段は痛みのないかたに急に痛みが出た際の「お守り処方」として処方されるのがいいのではないでしょうか。

長時間作用型

その一方で多くのがん患者さんなど、少なくとも1日の半分以上を通じて何らかの痛みや不快感のある患者さん（「持続痛」）には、より作用時間の長い薬を「定時で」処方しましょう。具体的には、セレコキシブ（セレコックス®）（100mg）2～4錠・分2や、ナプロキセン（100mg）3～6錠・分3などがそれに該当します。

一般に、ロキソプロフェンでは効果が切れたときの痛みを防ぐことはできず、1日3回処方していても「夜から朝にかけて痛い」「夕方にかけて痛い」という事態が生じ得るのです。

機序の異なる鎮痛薬処方の判断基準にも

なお、それまで処方していたロキソプロフェンを長時間作用型に変更した場合、患者さんのなかには「前のほうが効くので戻してほしい」とおっしゃるかたがおられます。その際は、「痛みの悪化を"1日を通じて"抑える薬である」と説明し、がん性疼痛の場合は、オピオイド鎮痛薬やアセトアミノフェンなど、ほかの速放性製剤の処方をその時点で開始しましょう。このように、薬剤の血中濃度消失までの時間を知っておくことで、どのNSAIDsを選択するかだけでなく、オピオイド鎮痛薬などほかの機序の痛み止めが必要であることのアセスメントも可能になります。

NSAIDs 選択スキルアップテクニック
②患者背景（副作用）のリスク因子の評価

次に検討すべきは、副作用と患者背景についてです。

NSAIDsで注意すべき副作用

前述のように、COXの阻害作用により炎症性PGの発現を抑える"消

火隊"である NSAIDs は、本来生体の維持に必要な PG などの産生も抑制してしまいます。それにより体内の重要インフラである胃粘膜の保護作用の低下（粘膜障害）、腎血流維持作用の低下（腎障害）、気管支平滑筋拡張の低下（喘息発作）など、困った結果ももたらします（**表6**）。

では「COX-1 は阻害せず炎症性 COX-2 だけを阻害したらよいのではないか」という発想から実際に COX-2 選択性の高い薬剤（セレコキシブ、メロキシカム、エトドラクなど）が多く使われていますが、残念ながらどの NSAIDs であっても「胃潰瘍」「腎機能障害」などのリスクに大きな変わりはないのです。COX-2 選択的阻害薬であるセレコキシブなどが比較的、消化管障害が少ないという研究はありますが、決してあなどってはい

表6 NSAIDs で注意すべき副作用

副作用の生じる部位・機能	症状	考えられる機序
消化管	腹痛、嘔気、食欲不振、胃粘膜障害、潰瘍、消化管出血、穿孔、下痢	胃粘膜上皮細胞での COX-1 阻害による PG 減少
腎臓	水・電解質貯留、高 K 血症、浮腫、間質性腎炎、ネフローゼ症候群	腎における COX 阻害により PG 減少が腎血流と糸球体濾過速度を減少させる
肝臓	肝機能検査値異常、肝不全	ジクロフェナク、スリンダクなどで特に注意する
血小板	血小板活性化阻害、出血リスク増加	血小板での COX-1 阻害による TXA_2 減少に伴う血小板凝集能の低下
不耐症	血管（運動）神経性鼻炎、血管浮腫、喘息、蕁麻疹、潮紅、低血圧、ショック	COX 阻害による LT 類の合成増加など。アスピリン以外でも生じることに注意
中枢神経系	頭痛、めまい、錯乱、抑うつ、けいれんの閾値低下	けいれんの閾値低下は脳内での GABA 受容体結合阻害による
皮膚・粘膜	皮疹・光過敏症、皮膚粘膜眼症候群、中毒性表皮壊死症	光毒性。免疫・アレルギー様反応など
妊娠時	妊娠期間の延長、胎児の動脈管早期閉鎖	COX 阻害による PGE_2、$PGF_{2\alpha}$ の減少。妊娠後期では NSAIDs は動脈管閉鎖をきたすため使用禁忌

けません。

　それでは、どうしたらよいか？　それは、「患者側のリスク因子」を知り、適切に予防、早期発見をするということです。

患者側のリスク因子

　患者側のリスク因子は、具体的にはNSAIDsを開始する時点での腎機能障害や、うっ血性心不全、消化性潰瘍の既往、明らかな出血傾向、アスピリン喘息などです。これらが既往としてある患者さんには、原則としてNSAIDsを投与すべきではありません。

　併用薬にも注意が必要です。NSAIDs併用薬としてステロイドがあるかたには、消化管粘膜障害が生じやすく、高血圧治療でよく処方されるACE（angiotensin converting enzyme：アンジオテンシン変換酵素）阻害薬やARB（angiotensin Ⅱ receptor blocker：アンジオテンシンⅡ受容体拮抗薬）、利尿薬などと一緒にNSAIDsを使用している患者さんは、単独の場合に比べて腎機能障害が生じやすいというデータがあります。

　また、現在は腎機能が正常であっても、骨盤内の腫瘍やリンパ節転移などにより尿管が閉塞している場合には、見かけ上の値よりも腎予備能は低下しているため、NSAIDsによる腎血流低下が腎機能障害につながりやすいことに注意しましょう。抗がん治療でシスプラチンなどの白金製剤を使用する（予定のある）患者さんにも、今後それらの薬剤による腎毒性が増強されると考え、なるべくNSAIDsを控えるべきと考えます。

　このように、患者さん側のリスク因子を把握しつつ、NSAIDsの利益が害を上回ると判断される場合に、NSAIDsを選択するのです。

投与経路を変更して効果を早める・高めるコツ

　ちなみに、ロキソプロフェンやスリンダクなどのプロドラッグといわれるNSAIDsは、消化管から吸収されて初めて効果を発揮します。そのため、消化管吸収障害や重度の便秘のあるかたで効果が不十分な可能性があり、非経口の点滴静注薬（フルルビプロフェン〔ロピオン®〕）や坐剤（ジクロフェナク〔ボルタレン®〕）、経皮吸収薬（ジクロフェナク〔ジクトル®テープ〕）のNSAIDsに切り替えることで、著明に効果を発揮することが

あります(同時に腎機能障害など副作用の発現には注意しましょう)。

NSAIDsの副作用：リスクを減らし、早期発見を図ろう！

また副作用は、一定の配慮でリスクを低下させることができます。

腎障害を予防する対策としては、下痢などを含む脱水への注意と早期発見です。NSAIDs使用中の患者の消化管障害は、胃部不快感や、黒色便などの目に見える徴候がない(無症候性である)ことが多いため、定期的な採血でヘモグロビンの低下がないかをチェックします。また、腎機能障害の観察のポイントですが、経験上、ジクロフェナク(ジクトル®テープ)など効率よく体内にNSAIDsが吸収される薬剤を開始した後に倦怠感、傾眠やせん妄が生じた場合には、尿毒症症状の出現を疑い、早期に採血で腎機能の悪化を確認します。

ほかに、NSAIDsがよく効くことで、それまで併用していたオピオイド鎮痛薬が相対的過量となり、患者さんが徐々に傾眠になることもあります。そのような際は、慌てずオピオイド鎮痛薬の減量を進めましょう。

このように、NSAIDsは鎮痛効果も強い分、その後の観察も欠かせない痛みの治療のパートナーなのです。これらのスキルをもっていれば、決して恐れる必要はありません。ほかにはない「炎症性侵害刺激の抑制」という「攻めの鎮痛」を、NSAIDsで実践していただければ幸いです。

オピオイド鎮痛薬を使いこなす！

次に、緩和ケアでの痛み治療の主役といってもよい、オピオイド鎮痛薬について考えましょう。機序については前述のとおり、オピオイド受容体を介した「下行性抑制系(痛みのブレーキ機構)」の活性化ですが、疼痛マネジメントにおいて、ただオピオイドを増やすことは得策ではありません。

むしろ適切な種類のオピオイドを少量から使い、質の高い評価を行いながら、その後の増量や調節までを見込んだ計画が鍵になります。オピオイ

ド鎮痛薬の効きやすい痛みを知ること、逆にオピオイドを使用しない、または慎重に使用すべきケースを知ることが重要です。以下に、その要点を述べたいと思います。

「オピオイド」と「麻薬」は同じではない

すべてのオピオイド＝オピオイド受容体に作用する薬剤≠麻薬

オピオイド（opioid）は、薬理学的にオピオイド受容体に結合する物質の総称です。そこには、がん疼痛治療に推奨されるモルヒネやオキシコドンなどの鎮痛薬のほかに、疼痛治療を目的としない薬剤（止痢薬や搔痒治療薬など）、オピオイド受容体に結合して拮抗的な作用をもつ薬剤などさまざまな薬剤が含まれます（表7 図6）。

ちなみに、「医療用麻薬」という言葉は麻薬性鎮痛薬の通称であり、正式な用語ではありません。法律的には「麻薬及び向精神薬取締法」の規制を受ける物質が「麻薬」です。したがって、「化学的名称であるオピオイド＝法律上の麻薬とは限らない」ことに注意が必要です。麻薬指定を受け

表7 オピオイド受容体に作用する薬剤と「麻薬」関連系統樹における位置づけ

疼痛治療における位置づけ	オピオイド受容体に作用する薬剤の例
がん疼痛治療に使用が推奨されるオピオイド	コデイン、トラマドール、モルヒネ、オキシコドン、フェンタニル、ヒドロモルフォン、メサドン、タペンタドール、ブプレノルフィン（レペタン®）など
疼痛治療以外に使用されるオピオイド	ロペラミド（ロペミン®）、ナルデメジン（スインプロイク®）、ナルフラフィン（レミッチ®）、ジフェリケファリン（コルスバ®）、アヘン（アヘンチンキ）
そのほか、がん疼痛治療に使用が推奨されない、もしくは拮抗するもの	・ペンタゾシン（ソセゴン®）： 拮抗性麻薬であり、ほかのオピオイドに対して拮抗的に作用する。K受容体作動薬であり多幸感や依存性が高いため、がん性疼痛には使用を推奨しない ・ナロキソン（ナロキソン注）： オピオイド受容体拮抗薬であり、オピオイドの過量が疑われるときに使用する

「麻薬及び向精神薬取締法」に指定される薬物以外にも、オピオイドは多く存在する。大麻や覚醒剤はそれぞれ別の法律で取り締まられ、物質系統もオピオイドと区別される。

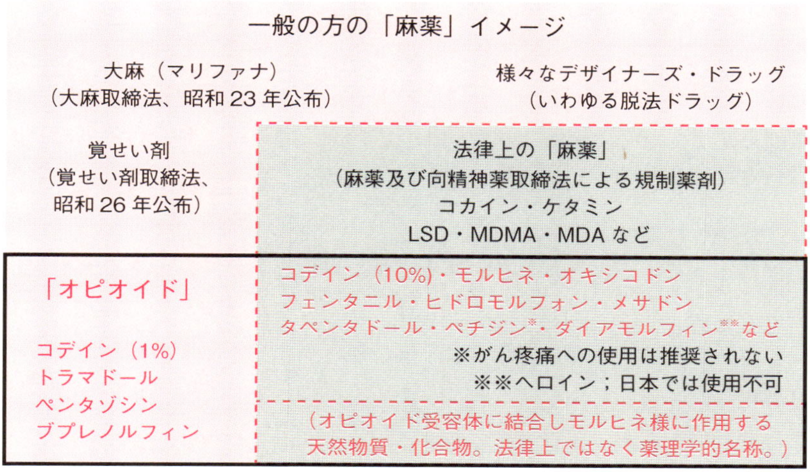

ねころんで読める緩和ケア

一般の方の「麻薬」イメージ

大麻（マリファナ）
（大麻取締法、昭和23年公布）

様々なデザイナーズ・ドラッグ
（いわゆる脱法ドラッグ）

覚せい剤
（覚せい剤取締法、
昭和26年公布）

法律上の「麻薬」
（麻薬及び向精神薬取締法による規制薬剤）
コカイン・ケタミン
LSD・MDMA・MDA など

「オピオイド」

コデイン（1%）
トラマドール
ペンタゾシン
ブプレノルフィン

コデイン（10%）・モルヒネ・オキシコドン
フェンタニル・ヒドロモルフォン・メサドン
タペンタドール・ペチジン*・ダイアモルフィン** など
※がん疼痛への使用は推奨されない
※※ヘロイン；日本では使用不可

（オピオイド受容体に結合しモルヒネ様に作用する
天然物質・化合物。法律上ではなく薬理学的名称。）

図6 「一般の麻薬イメージ」「法律上の麻薬」「オピオイド」の関連図

ているオピオイド鎮痛薬にはモルヒネやオキシコドン、ヒドロモルフォン、フェンタニル、メサドン、タペンタドールが含まれますが、トラマドール、コデイン（1%散。10%散は麻薬指定）などの弱オピオイド鎮痛薬、ペンタゾシン（ソセゴン®）やブプレノルフィン（レペタン®）などの拮抗性麻薬性鎮痛薬は、オピオイドでありながら麻薬指定を受けていません。

また、鎮痛薬ではなく止痢薬として頻用されるロペラミド（ロペミン®）や、アヘン（アヘンチンキ）、透析や慢性肝疾患に伴う掻痒症に対するナルフラフィン（レミッチ®）などの薬剤も、実は「オピオイド」になります。逆に「オピオイドではない麻薬」の分類になるものとして、鎮痛補助薬としても使用される静脈麻酔薬のケタミン（ケタラール®）などがあります。つまり麻薬≠オピオイドなのです。

「麻薬」はネガティブに捉えられがち！ 患者さんへの説明は丁寧に

しかし、一般市民である患者さんにとっては「麻薬＝覚醒剤、脱法ドラッグ」というイメージが強く、「医療用麻薬」という言葉を聞くと、「薬で精神や行動が異常になる」「やめられず、薬漬けになる」「最後の手段であ

り、余命が短い人に処方される」などの誤解が、現在も根強くあります。

　そのため、私たちはオピオイド鎮痛薬の処方の際に、覚醒剤（覚醒剤取締法）や大麻（大麻取締法）とは成分や使用目的、法律上の枠組みが異なることを伝える必要があります。また、市販の風邪薬・咳止めにも同じ成分が含まれている（リン酸コデインは体内でモルヒネに変換されます）ことや、適切に使用することで依存や中毒の可能性はきわめて少ないこと、治療によって終了することもできる点を、自信をもって伝えることも有用です。

　普段からその人の身体的な苦痛を気にかけ、オピオイド鎮痛薬を使うことの意味が「その人の生活を改善」するためや、よりよい治療の一環であることを伝えるようにしましょう。

オピオイド鎮痛薬の効きやすい症状を聞きだそう！

　では、せっかく処方するならば、オピオイドが「よく効く対象」を見極めることはできないでしょうか？

　愛知県を中心とした地域で、患者さんの「痛みの表現」と、オピオイド鎮痛薬の効果の関連をみた興味深い研究があります（表8）[7]。それによると、「重い」「どーん」といった局在のはっきりしない痛み＝内臓痛を想起させる痛みを表現される患者さんに対して、最もオピオイド鎮痛薬の効果が認められた（統計的検討は行われていませんが）、というのです。内臓痛は管腔臓器の圧上昇（蠕動）や、周囲の圧迫によって生じるため、患者さんには「痛みはどうですか」だけでなく「重苦しさや、不快な感じはありませんか」と表現を工夫して問診します。それによって、オピオイド処方の期待値を高めることができます（図7）。

　ほかに「何か詰まった感じ」や「差し込むような」「波のある痛み」「トイレに行きたくなるような」感覚も、腫瘍性病変の消化管、尿路への圧迫による内臓痛の現れであることがあり、そういった症状にもオピオイド鎮痛薬を試してみるよう患者さんに伝えましょう。

　患者さんは「痛み止め」という表現を独自に解釈して、「"痛み"とは違

表8 多様な痛みの「表出」と、オピオイド鎮痛薬の効果との関連

多様な「表出」の例	オピオイド鎮痛薬による効果の予測[7]	表出から示唆される痛みの分類・機序	オピオイド鎮痛薬＋αの対処
「重苦しい、ずーん、締めつけられるような、張ったような、差し込むような、もやもやする、不快な感覚、トイレに行きたくなるような」など	オピオイドの効果が高いと予想!	**内臓痛** Visceral Pain 例：腹腔内の腫瘍による周囲圧迫、腸管や膀胱・尿管などの蠕動痛、狭心痛、肝臓の被膜伸展痛など	オピオイド導入や増量を積極的に行い、早期に評価する。その際は「痛みはどうですか」という聞き方ではなく、「お話しされていたお腹の重苦しさや不快な感じはどうですか」などと聞き方を工夫する。消化管や尿道・肛門の蠕動を緩和する薬剤（ブスコパン®など）も有用なことがある。
「ずきずき、ずきん、一ヵ所が押される（刺される）ような、じくじく、じんじん、腫れものに触るような、肩や腰が苦しい、動かなくても痛む」など	中程度	**体性痛** Somatic Pain 例：骨転移、局所の炎症、拘縮、筋骨格系の痛み、腰背部痛、下肢痛など臥床や廃用に伴う痛み	徐放性オピオイドを導入しても体動や刺激によって発生する痛みがあり、オピオイドによって体性痛は改善しにくいことを理解する。オピオイドは痛みの出方に合わせたレスキュー薬（速効性製剤）をうまく使う方法や、NSAIDsの併用も検討する。関節拘縮、筋筋膜性疼痛、るい痩による皮膚の圧迫の場合はリラクゼーションや寝具の工夫を積極的に行う。
「ビリビリ、チクチク、しびれた感じ、神経に触るような、火傷したような、ひりひり、過敏な痛み、電気が走る」など	やや低いと予想（全く効果がないわけではない）	**神経障害性疼痛** Neuropathic Pain 例：脊髄神経の圧迫、開胸術後痛、リンパ節郭清後、化学療法後末梢神経障害性疼痛、乳房切除後疼痛症候群など	オピオイド導入だけでなく鎮痛補助薬や筋弛緩薬の併用を検討する。鎮痛補助薬は1週間くらいかけて増量していく必要がある。症状が和らぐには時間がかかり、痛みの有無や強さではなく、痛みの性状や受け入れやすさ、生活のしやすさに変化が生じるかを評価していく。

（文献7より筆者の経験をもとに作成）

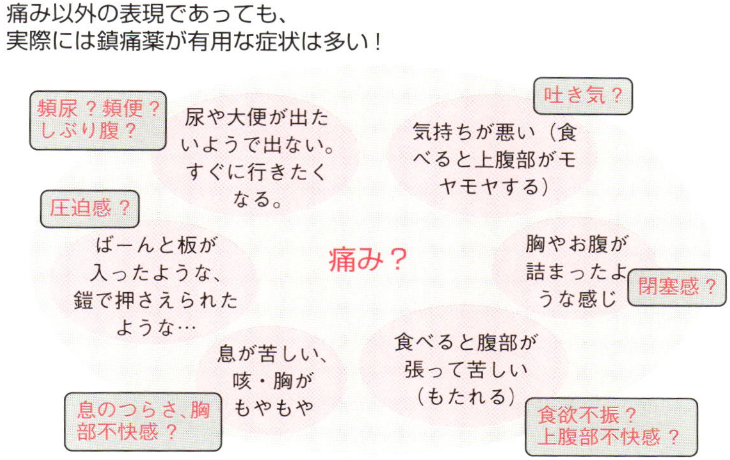

痛み以外の表現であっても、
実際には鎮痛薬が有用な症状は多い！

頻尿？頻便？しぶり腹？ 尿や大便が出たいようで出ない。すぐに行きたくなる。

吐き気？ 気持ちが悪い（食べると上腹部がモヤモヤする）

圧迫感？ ばーんと板が入ったような、鎧で押さえられたような…

痛み？

胸やお腹が詰まったような感じ **閉塞感？**

息が苦しい、咳・胸がもやもや

食べると腹部が張って苦しい（もたれる）

息のつらさ、胸部不快感？

食欲不振？上腹部不快感？

図7 オピオイド鎮痛薬の効果が出やすい症状

うけど、重苦しいんだよな」「トイレに行きたいような、落ちつかない感じだけど、"痛み"ではないからな……」と、せっかく効果の期待できるオピオイド鎮痛薬をうまく使えずにいることが多いのです。

もちろん、「単なる痛み」という表現でも間違いではないですが、同時に「つらさ」「しんどさ」「きつい感じ」など、その患者さんにしっくりくる「表現」を探してみてください。医療従事者が患者さんの痛みに耳を傾け、把握することで、患者さんのナビゲート役としての医療従事者のスキルは格段に向上します。また、薬の効果についても、「『軽くなる感じ』『緊張が緩む感じ』『波が引く感じ』があれば効いているということですよ」とアドバイスをすることも、よい案です。

オピオイド鎮痛薬の開始時期 ～いつから使う？～

オピオイドの強弱を選ぶ基準はグラデーション

以前、モルヒネなどの強オピオイド鎮痛薬は、世界保健機関（WHO）の三段階除痛ラダーの第3段階という位置づけでした。そのため私自身もまず、NSAIDs・アセトアミノフェン使って、トラマドール使って、ダメなら……という認識が、以前はありました。

しかし2018年、WHOがん疼痛治療ガイドライン[8]が改訂され、除痛ラダーの表は基本原則ではなく、参考資料に移行されました。その背景には、第2段階のいわゆる弱オピオイド（トラマドール、コデイン）と少量の強オピオイド（モルヒネ）には除痛効果の差がないこと、むしろ少量のモルヒネのほうが早く症状緩和につながるという研究結果[9]があります。

そのため現在は、オピオイド鎮痛薬が必要と判断された患者さんには最初から強オピオイド鎮痛薬（モルヒネ、オキシコドン、フェンタニル、ヒドロモルフォンなど）を使用してもよいと考えられています。

たとえて言うなら、階段方式ではなく、最初に行き先のフロアを決めた「エレベーター」処方というとわかりやすいかもしれません。もちろん、痛みの強さがどの程度であれば、オピオイドを開始する、という指標があればよいのですが、私はオピオイド鎮痛薬開始の「いつから」の目安は、

"がん患者さんの場合"には、「"生活の支障"が出ているとき」または「出そうなとき」と考えています。

患者さんからの聞き取りと情報共有・説明のコツ

オピオイド鎮痛薬開始を判断するための質問として、「痛みや不快感で眠りが浅いとか、日中気になって仕事や家事に集中できないとか、うまくいかなくて困っていることはありませんか？」など「生活の質」について質問します。もし入院中や在宅であれば、医師よりも看護師が主となり、患者さんとともに評価することが有用です。医師に対しての表出と、ほかのスタッフに対する説明や、行動観察による痛みの評価は異なる場合があります。

患者さん自身が痛みの大きさ（量）をNRSなどで評価するほかに、「痛みで困っていること」「痛みがとれることで叶えたい生活などの"質"」をイメージして鎮痛薬を開始するには、医師だけでなく、QOLや希望を支える仲間としての看護師、リハビリテーションなどのスタッフからの情報を得て、痛み治療のニーズや目標を共有することが重要なのです。

患者さんに対しての説明で大切なのは、がんの痛みや不快感を和らげるのは「治療の縮小」ではなく、「大切ながん治療の一部・延長」だと伝えることです。がん治療中の患者さんにオピオイドを処方する際には、これでがん治療の効果が薄れることはないことを具体的に伝えます。

ほかに、以下のことなどをお伝えするようにします。

- ぐっすり眠れないことや、食事がうまく摂れないことなどで、がん治療の継続の前提である体力も奪われてしまうことを心配している。
- 痛み治療は、あなた自身の生活を充実するための提案で、それ以上の意味はない。
- 「使ったら最後」ではなく、徐々にやめることもできる。

「早期からの緩和ケア」はがん患者さんのQOLだけでなく生命予後を改善させる可能性もあるのです。このことは、有名な2010年のTemelらによる論文（1章 図1 参照）でも示されています。

こういった説明は、患者さんにとって「麻薬を飲む」恐怖ではなく、「主治医が痛みも合わせて、責任をもって診てくれる」という信頼・安心につながります。たとえて言えば「緩和ケア」は「これから降るかもしれない大雨」に備えるための雨傘のようなものです。強い雨が降る前に患者さんが早期からもっておくべき情報、そして、実際に降り出した雨を快適にやり過ごせる強い味方として、オピオイド鎮痛薬について患者さんやご家族に情報提供しておくことがすすめられます。

オピオイドの開始と増量
～「前に進む」評価と計画的な増量を～

オピオイド鎮痛薬を、「最後の手段」ではなく、適切な時期に狙いをもって開始すべきことは、これまで述べたとおりです。

しかし、実際わが国の大規模な調査[10]でも示されたように、「痛み止めは使われていたが、痛みはよくとれなかった」という声が非常に多いことからも、オピオイド鎮痛薬を開始した後の対応が、その後の結果を大きく左右することは間違いありません。

そのためには、①適切な投与経路を選ぶ、②レスキュー薬（臨時追加投与薬）の準備を行う、③痛みと生活の質の評価を行い、コミュニケーションを図る、④副作用（便秘・吐き気・眠気）への対処、そして⑤残った痛みに対して数日以内に快適な状況を目指す、の5点を医療チームでしっかり共有することです。

オピオイド開始準備その①：
適切な投与経路を選ぶ

除痛の早さを求めるなら「静注・皮下注」が一番！

まず、投与経路は重要です。「内服できるなら経口、できなければ貼付

薬や持続静注（皮下注）」と考えるだけでなく、「疼痛緩和のスピード感」を意識するのがポイントです。硬膜外・脊髄腔内へのオピオイド投与を除いて、最も早くオピオイドによる鎮痛効果が現れるのは「静注・皮下注」です。それにより、経口投与でオピオイドを開始した場合よりもずっと早く、開始後15分ほどすると血中濃度が上昇します。したがって、早急に除痛を図りたいときにはこちらのほうが適切なのです。

ここで具体的に「早く痛みを取りたい人ってどんな人？」と思われたかたは、すごく重要なポイントをついています。私は持続静注・皮下注を選ぶポイントに、まず「痛みで体動が制限され、夜の眠りも妨げられるかた」と「食事が摂れておらず、吐き気もあるかた」を基準にしています。

このような場合は、経口ではなく持続静注・皮下注を考えましょう。強い痛みの場合は、最も早く血中濃度が上昇し安定する持続静注や皮下注を積極的に選択するスキルが医療従事者にあれば、とても質の高い症状緩和が可能になります。

逆にフェンタニル経皮吸収薬など貼付薬でのオピオイド開始は、血中濃度が安定するまでに3日間ほど時間がかかります。経口オキシコドンなどの定時内服でも、場合によっては安定まで1〜2日間は様子をみる必要があり、短時間に増量しづらい場面があるのです。

そのため、早めの除痛が望ましい場合には、最も迅速かつ安全に（少量からの開始もできる）鎮痛が図れる「持続静注・皮下注」を選択しましょう。

消化管や肝臓の代謝・吸収能低下時は、そこを通らない「持続静注・皮下注」を

次に投与経路を選択するヒントとなるのは、消化管・肝血流と代謝がどれくらい順調に機能しているかです。経口投与されたオピオイド鎮痛薬は、胃から十二指腸を通り、上部空腸に入ったところで徐々に腸管から吸収され、その後、門脈を通って肝臓に入ります。そこで初回通過効果を受けた後に、初めて大循環を通じて脳・中枢神経に届き、効果を発揮するわけで

す。

　ですので、腸管がうまく動かない、肝臓の血流が低下しているといった条件では、オピオイド鎮痛薬は経口ではやや「効きが悪い」ことになります。たとえば、腫瘍による十二指腸閉塞や腹膜播種、多発肝転移などによってオピオイドの吸収や代謝経路が障害された患者さんでは、経口ではオピオイドのせっかくの効力が十分に発揮されず過量になる恐れがあります。その点、消化管や肝臓をほとんど経由せず大循環に入り中枢に到達する持続静注や皮下注は、効果が確実なのです。

　「『最初から注射を使う』って、危険ではないの？」と疑問に思われるかたもおられるかもしれません。しかし持続静注・皮下注は、経口内服に比べ、むしろ少量から開始でき、中止や減量・増量の調節が最も容易なため、ずっと安全・かつ効果を期待できる方法なのです。明らかな消化管の閉塞機転がない場合も、その時点で吐き気がある場合や食事が摂れていない場合などには、可能であれば持続静注や皮下注を最初に開始し、痛みが落ちついてから内服や貼付薬に切り替えましょう。

　なお、緩和ケアにおいては持続皮下注・皮下投与が多くの場面で有用です。皮下投与は経口や経直腸投与と比較すると細やかな用量調整が可能となり、至適量への調整がより短時間で達成できるほか、何度も点滴確保を受ける苦痛も少ないメリットがあります。持続皮下注射には自己調節鎮痛（patient controlled analgesia；PCA）機能をもつポンプがしばしば用いられ、患者さんの自己コントロール感の向上にもつながります。また通常のシリンジポンプよりも小さく、持ち運びも容易であるため、室内の歩行や外出の際にも本人の負担は小さいのです。

　オピオイド鎮痛薬の持続皮下注・静注の組成例と、皮下点滴で使用可能な薬剤例は専用サイトでダウンロードが可能です（p.270 参照）。

オピオイド開始その②：
レスキュー薬（臨時追加投与薬）を使いこなす

　次に重要なのが、速効性の鎮痛薬をあわせて処方し、適切に使用・評価することです。

持続痛は本当にコントロールされているか？

　がん患者さんのように常に痛みの原因がある患者さんの場合、一見、間欠的な痛みや突出痛と思われても、実は常に不快な感覚が持続していることはあります。持続痛がコントロールされているというには、「いま痛くない」というだけでなく、痛みが1日のうちほとんどの時間（12時間以上）コントロールされていることが必要なのです。

　医師や看護師、薬剤師がカルテに書く「痛みの訴えなし」だけでは、ほとんどその人の1日の生活の質や痛みの全体を評価していない可能性があります。もちろん12時間ずっと痛みの評価をするわけにはいきませんが、患者さんが「痛みが出てきた」と言うときには、本当の意味で「突然起きる痛み」である突出痛と、多くの場合「潜在的な（またはくり返される）痛みが波として出現」する場合があることに注意しましょう。

レスキュードーズの使用法と評価

　このような痛みの調節に有用なのが、速効性のオピオイド鎮痛薬です。定時の徐放性オピオイド製剤の1日量から換算し、だいたい1/6（10〜20%）を1回のレスキュードーズ（臨時追加薬）として処方します（表9）[11]。

　そして、ぜひ、ここは多職種で共有してもらいたいのですが、レスキュー薬はただ「患者さんが痛いといったら飲ませる」だけでなく、内服前と後にしっかりとした評価を患者さんと医療従事者で行ってほしいのです。

表9 定時オピオイド投与量から換算した臨時追加薬（レスキュードーズ）の量

定時オピオイド投与量 (mg/日)	モルヒネ内服		20	30	40		60	90	120
	オキシコドン内服	10	15	20		30	40	60	80
	ヒドロモルフォン内服		4	6	8		12	18	24
	タペンタドール内服			100		150	200	300	400
	フェンタニル*			0.3			0.6	0.9	1.2

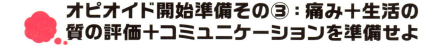

1回量の目安 (mg) レスキュー薬	モルヒネ内服		5	5	5	5〜10	10	15	20
	オキシコドン内服	2.5	2.5	2.5〜5	5	5	5-10	10	10〜20
	ヒドロモルフォン内服		1	1	1〜2	1〜2	2	3	4
	モルヒネ坐剤**		5	5	5	5	10	10	10〜20

＊ フェンタニル貼付薬の1日当たりのフェンタニル推定吸収量を示している。
＊＊ モルヒネ坐剤 5mg は、10mg の製剤を2分割の使用を想定。
注) レスキュー薬の1回量は製剤規格の範囲で幅をもたせている。

（文献 11 より作成）

オピオイド開始準備その❸：痛み＋生活の質の評価＋コミュニケーションを準備せよ

痛みの評価

評価のタイミング

　まず、評価のタイミングです。内服や注射で使用した際に、オキシコドン（オキノーム®）散やモルヒネ（オプソ®）内服液などの速放性製剤（short acting opioid；SAO）の場合は30分〜1時間ほど、静脈内・皮下注射の場合は数分〜15分ほどで、血中濃度が上昇します。また、フェンタニル口腔粘膜吸収製剤である場合は、舌下錠・バッカル錠（歯茎と頬粘膜に挟んで使用）は即効性製剤（rapid onset opioids；ROO）のため、15〜30分ほどで効果が最大になります。これらの時点で、「痛みに効果があ

ねころんで読める緩和ケア

表10 オピオイド鎮痛薬使用後の評価時期と、評価でみるべきポイント①

評価者: 医師・看護師などが本人と ともに評価		評価の タイミング	① 1回目の評価 効果が出てきた時間帯	② 2回目の評価 効果が切れてきた時間帯
			30分～1時間後	3～4時間後
臨時追加 薬(レスキ ュードーズ)	速放性製剤 (SAO): オキノーム®(オ キシコドン)散、 オキシコドン内 服液、ナルラピ ド®(ヒドロモル フォン)錠、オ プソ®(モルヒ ネ塩酸塩水和 物)、モルヒネ 塩酸塩錠(モ ルヒネ)、トラマ ール®(トラマド ール) など	みるべき ポイント	・治療への反応(痛 みの改善)をみる (NRS、VAS、 VRS、FPSなど) ・有害事象(眠気、 吐き気)のチェック ・その時点での本人の 気分、満足度をみる	・鎮痛が維持されている か、痛みの再燃を確 認する ・内服前と比較した痛 みの残存の程度と有 害事象(眠気など)、 1日を通じての本人 の気分や満足度をみる (QOL)
		評価後の 対応	・効果が乏しければ再 度レスキュー薬内服 や別の方法を提案す る ・効果があればあとで 再評価すること、痛 みが出たら我慢せず におしえてもらうよう 伝える	・①(1回目の評価)の 痛みが再燃→効果が 切れてきて持続痛が 残存していることがわ かる ・再度レスキュー薬を進 めつつ、定時の徐放 薬のベースアップを検 討する
	即効性製剤 (ROO): アブストラル® (フェンタニル) 舌下錠、イーフ ェン®(フェンタ ニル)バッカル 錠		・即効性製剤は平時の痛みが落ちついており(1日の半分以 上で痛みに煩わされない)、自身で痛みの出現に合わせて対 応できる患者さんがよい対象になる ・5～10分で効果出現し、30分程度で効果が最大になるの で、その時点で1次評価を行う ・必ず最小規格から使用し、内服1回目に30分して効果が なければもう1錠を追加。それで効果があれば、次回から1 回に2錠を使用してよい ・非常にキレがよく1時間程度で効果が消失する。眠気も増 強しないため、日中活動しつつ痛みをうまく抑えたい人に適し ている ・ただ、ROOだけでは痛みが改善しないときに備え、SAO製 剤も同時に処方し使い分けられるように指導する	

(次ページへ続く)

ったか」を、一次評価します(**表10**)。

　持続静注、皮下注の場合のレスキュー薬は1時間量早送り(ボーラス投
与)と設定されますが、必要に応じて2時間量(またはそれ以上)を設定

87

表10 オピオイド鎮痛薬使用後の評価時期と、評価でみるべきポイント②

定期的な徐放性製剤（経口・経直腸・経皮吸収・持続静注・皮下注）	**オピオイド徐放性製剤:**オキシコンチン®（オキシコドン）TR 錠、ナルサス®（ヒドロモルフォン）、MS コンチン®（モルヒネ）、タペンタ®（タペンタドール）錠、アンペック®（モルヒネ）坐剤など	・1〜2 日後に血中濃度が安定するため、レスキュー薬の使用後の効果や痛みの残存（1 日の大半で痛みがない、動いても痛みで困らない）が得られなければ＋50％（30％）程度の増量を行い、数日観察してもらう
	経皮的フェンタニル貼付薬:フェントス®（フェンタニル）、ワンデュロ®（フェンタニル）、デュロテップ®（フェンタニル）MT など	・3 日後に血中濃度が安定するため、それ以前には増量を進めない。その間はレスキュー薬を我慢せず使用し、効果を教えてもらう ・貼付薬の上限はないが、経験的にフェントス®（フェンタニル）テープ 8mg/ 日程度で残存する痛みには、痛みの原因を再度見直し、ほかの方法をとったほうがよい（むやみに増量しない）
	オピオイド持続静注・皮下注:モルヒネ塩酸塩錠（モルヒネ）注、オキファスト®（オキシコドン）注、オキファスト®（オキシコドン）静注用、ナルベイン®（ヒドロモルフォン）注、フェンタニル注など	・血中濃度の立ち上がりは最も早いが、定期投与薬としての位置づけ。開始 3 時間ほどで最初の判定を行い、3〜6 時間おきに調節（増量）可 ・レスキュー薬は 1 時間量で十分であれば 2 時間量へ。レスキュー薬使用後は 15 分後に評価し反復可 ・急速に鎮痛が可能だが、せん妄や傾眠に注意して増量していく ・レスキュー回数が多い場合には偽依存やケミカルコーピング（chemical coping）の状態が想定されるため、痛みの原因を再度評価する ・痛いからといって機械的な増量は避け、しっかりした会話が可能で落ちついた状態を保つようにする
	メサペイン®（メサドン）	・5〜7 日くらいで効果を判定し、増量可 ・初めの数日間は、ほかの速放性製剤でのレスキューで対応する

VAS：visual analogue scale、VRS：verbal rating scale、FPS：faces pain scale

し、15〜30 分後には評価します。この時間が過ぎても痛みが軽減しない（わずかしか軽減しないを含む）場合には、一度は追加投与をすすめるようにしましょう。

　まれに「疼痛時、○△□ 1 包内服、4 時間空けて、1 日 4 回まで」などの指示をみかけることがありますが、きちんと痛みに対する効果を確認し、

不安や不眠などに対して使用するのでなければ、そこまで投与間隔を空ける意味はありません。内服の場合は1時間、注射の場合は15～30分を目安に追加投与を可として、患者さんにも共有しましょう。

評価でみるべきポイント

評価で重要なのは、レスキュー薬を「1日何回使用したか」ではなく、「内服後の効果はどうか」「痛みがぶり返してくるか」「眠気や倦怠感など不快な感覚はないか」「1日を通じたQOLは改善しているか」です。

レスキュー薬の内服後に痛みが楽になった場合は、オピオイド反応性の痛みと考えることができます。一方で、痛みが改善する度合いが少ない場合には、「効かないのではなく、量が不足している」可能性があります。わずかに効いた感じがあるか、すぐに切れてしまう感じがあれば、レスキュー薬を追加使用し、改めて評価しましょう。2回目の使用で効果があるようでしたら、レスキュー薬の1回量や、定時の徐放性製剤を増量することで「痛みの波を水面下に沈める」作戦を立てられるのです。

また、痛みの波が夕方や朝方など、定時薬使用前の時間帯に多い傾向があるようであれば、定時薬の切れ目の痛み（end-of-dose failure）として、定時薬を一段階増量する（増量幅＋50％程度）ことで1日を通じた鎮痛が安定します。

このように、鎮痛薬の効果と、切れてからの痛みの再燃の有無について、速放性製剤／徐放性製剤ともに開始後の評価を計画的に行うことが重要です（**表9**）。

生活の質の評価：最も大切！

また、痛みだけでなく、「食べられる」「眠れる」「起きて話ができる」「トイレにつらくなく行ける」など、その人ごとの生活の質が改善しているか（逆に悪化していないか）についても、一定の期間、複数人が情報を共有してしっかり評価することはきわめて重要です（**図8**）。それさえできれば、その病棟の症状緩和スキルは合格点だといってもよいと考えます。

このように、患者さんに合った鎮痛薬を選択し、処方（介入）した後に、

3章

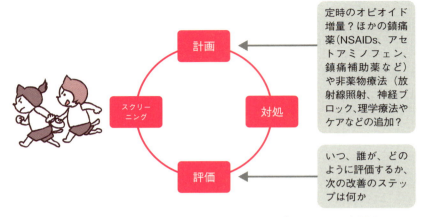

図8 計画 – 介入（対処）– 評価 – 苦痛スクリーニングの循環まで支援する

必ず正しい時期に効果を評価すること、さらに生活の質（患者さんの満足）を含めて問題がないかをスクリーニングし、次の計画（維持、または増量、変更など）につなげるサイクルを確立することが痛み治療成功の秘訣なのです（図8）。

レスキュー薬を介したコミュニケーション ～患者さんにもたらす力～

患者さんのコーピングストラテジーを支えよう

　ここまで書いてきたように、オピオイドのレスキュー薬は、薬理学的な効果をもって痛み治療に役立ちますが、そのほかに、患者さん自身の対処行動（コーピングストラテジー）を支える意味もあります。

　このことは、何かと「先生にお任せします」と遠慮がちであったり、ときに他責的になりがちな患者さんに、自身を治療・ケアの主役としてしっかりと意識していただくきっかけになるというメリットにもつながります。処方の前後で、私たちが患者さんの日常生活についてよく聞き、その人のペースや日課をイメージした対話を行うことで、私たちがメインとなるのではなく、患者さん自身が主役となって痛みの治療に参加できることにな

るのです。このように、「ただ処方するだけではもったいない」のがオピオイド鎮痛薬の特徴といえるでしょう。

患者さんがレスキュー薬を自分で調節して生活のなかで使えるようになることが、疼痛緩和の重要な目標です。だいたいの痛みの傾向がわかってきたら、たとえば「動く前」「食事をする前」「寝る前」などに予防的にレスキュー薬を使用することも可能なのです。

このように、レスキュー薬を処方して適切な使用を促すことは、患者さん自身だけでなく、私たち医療従事者にとっても鎮痛治療に非常に重要な手がかりを得るきっかけになります。医師・看護師の皆さんはぜひ、レスキュー薬を使用した結果を、患者さんやほかの医療従事者と共有するコミュニケーションを心がけましょう。

レスキュー薬の使い方に正解はない〜患者さん自身をみよう

患者さんによって、レスキュー薬の使いかたはさまざまです。「なるべく使わずに、我慢してから使う人」や「少し痛みが出てきたら、早めに使って痛みを弱めようとする人」、自分のなかで数字を決めて「○（数字）の痛みになったら使おうと決めている人」などがいます。これらはどのタイプがよいとか悪いとかではなく、「なるほど、そうなんですね。もしよかったら、痛み止めを使う（または、使いたくない）理由をおしえてもらえますか？」とフラットに問いかけてみることをおすすめします。

私たち医療従事者は、患者さんの痛みをとることが自分たちの責務だと思うと、どうしても痛みゼロを目指してがんばりたくなりますし、痛くてもレスキュー薬を温存して使わない人を見ると、「正しい使いかたを指導しなくては！」と一生懸命になりがちです。ただ、そんなときこそ、1章で書いた「痛みではなく、その人をみる」を思い出してみましょう。

医師の前ではそんなそぶりは見せないかもしれませんが、その人は内心では、痛みを抱えながらも生きてきた自分を否定されたくはないはずです。また、逆に多く使う人は、痛み止めに頼ってしまいがちな自分の弱さを指摘されたように感じたくはないはずです。

ですので、まずはその人の考えや習慣を尊重し、前向きにフィードバッ

クしましょう。「なるほど、そんなふうに感じていたのですね、○○さんの考えがわかってよかったです」などと言葉にして連帯を表明したうえで、出てきたオピオイドや鎮痛薬についての話題をもとに、たとえばレスキュー薬は空腹時に使ってもよいことや、1時間程度空けてもう一度追加で使う方法のアドバイス、「もし効かなかったときは？」という質問にも、丁寧に答えます。

患者さんが痛み治療の主役となれるようかかわろう

不思議なことですが、お守りとしてのレスキュー薬は、それ自体の鎮痛効果、鎮痛薬の不足を補い定時薬の量を調節するために役立つだけでなく、その使用方法を患者さんのスタイルで話し合うことで、患者さんの自律を高める効果をもたらします。押し付けるのではなく、その人の存在をしっかり尊重する姿勢で「レスキュー」を準備しておくことは、患者さん自身のセルフマネジメントや自己効力感、医療従事者との関係を高めることにつながるのです。

たとえレスキュー薬をあまり使いたがらない患者さんがいても、ほかの方法での対応がとれていたり、全体として痛みや鎮痛薬に縛られない生活を送れているならば、それを共有したうえでゴールとするべきです。「痛みの性質」と「生活にとっての意味」が患者さん自身にも把握されると、患者さん自身が痛み治療の主役になれるのです。

「レスキュー薬は何回使っていますか？」と聞くだけではなく、「最近の生活（入院中の場合は時間の過ごしかた）はどうですか？」「自分のペースで動けていますか？」「もう少し楽にすごしたいという気持ちはありますか？」「薬は使っても使わなくても、あなたの支えの一つになればよいのです」というメッセージを込めたコミュニケーションを準備することで、オピオイドはその人の支えになります。

ねころんで読める緩和ケア

オピオイド開始準備その④：副作用への配慮と共に、次の増量を予定せよ！

次にオピオイドの三大副作用として押さえておくべきは便秘、眠気、嘔気です。特に便秘と眠気は、過小評価されやすいと感じています（便秘や嘔気について、くわしくは次章をご参照ください）。

便秘：早期からナルデメジン処方と 排便マネジメント見直しの検討を

オピオイド開始前の時点で良好な排便習慣にないかたが、オピオイドを開始したあと、痛みは楽になっても、便秘や嘔気がより大きな苦痛になってしまうことはよくあります。

オピオイド誘発性便秘（opioid-induced constipation；OIC。5章参照）の早期対応には、末梢型オピオイド受容体拮抗薬であるナルデメジン（スインプロイク®）が有効です。

オピオイド開始早期に処方を検討し、それ以上便秘がひどくならないようにすることと、その時点での排便マネジメントを見直すことを検討します。便の回数だけではなく、便の性状（ブリストル便スケール）や排便時の負担（長時間いきまずに出ているか）、残便感の有無をチェックしましょう。開始前の時点で便秘がないか、あるとすればどれくらいかを評価しておきましょう。

便秘は放っておいてもよくなることはあまりないので、痛みの緩和と同時に便秘もよくする目標を立てることをおすすめします。

※日本医学会医学用語辞典、日本緩和医療学会ならびに日本癌治療学会などで「悪心」に統一されていますが、一般に悪心よりは嘔気と現場で話すことが多いため、本書では「嘔気」としました。

眠気：「夜の眠り」と「朝の目覚め」をチェック

　また、眠気については「日中の眠気」に意識が行きがちですが、「夜の眠りがよいか」と「朝の目覚めがよいか」の2つが、より重要です。

　患者さんには、「オピオイドの開始（または増量）後に"心地よい眠気"であれば数日で耐性ができるため、それまで様子をみてください」とお伝えするとよいでしょう。特に最初の数日は、それまであった痛みから解放された場合に昼も夜も眠って過ごす、ということがよくありますので、事前にその可能性をお伝えしておくのがポイントです。

　眠気と少し違う感覚で「頭がぼんやりする」「幻覚が見えている」などの精神神経症状が生じている場合には、単純な眠気ではなくせん妄が生じている可能性があります。

● オピオイド開始準備その⑤：残った痛みに対して数日以内に快適な状況を約束せよ！

増量・調節のための評価システムを見直そう（表11）

レスキュー薬使用の評価、残念なことになっていない！？

　レスキュー薬の使用には、その人の痛みを短期的に改善するだけでなく、その効果をみて必ず朝夕の定時薬（または1日1回）を調節するための役割があります。前述のわが国の大規模な調査[10]にもあるとおり、「痛みへの対処はされていたが不十分だった」「痛み止めの効果が切れてしまった」と多くのがん患者さんの遺族が悔やんでいるとおり、この点について、実は現場では非常に差があります。具体的には、オピオイド開始2～3日後には必要な痛みやQOLの評価を元に、しっかり次の量に増量することができるチームと、「医師からの処方を与薬するだけ」「増量したオピオイド鎮痛薬を把握せず、評価できない」残念なチームに分かれます。（表11）

医師 − 看護師の情報共有システムで劇的ビフォーアフター！

　しかし、この点は、現場の医師と看護師がある程度取り決めをすれば、システム的に改善することができるのです。つまり、誰が、いつ、どのように評価をするか、それを共有するシステムをデフォルトにするのです。

　たとえば医師から、「オキシコドン徐放錠（10mg）2 錠・分 2」という開始の指示が出たとします。そのときに、同時に次のように指示を、カルテに書くのはいかがでしょうか。

看護師への指示：オピオイド開始後の評価をお願いします。
評価時期：翌日〜3 日以内　　評価者：評価はご本人と看護師で行ってください。
評価方法：1 日を通じた痛みの強さ（NRS）、レスキュー薬の効果、副作用の程度（眠気、嘔気）、排便困難感、生活の質（食事、眠り、排泄など）、本人の満足度。

　このように、「いつ、誰が、どのように」評価し共有するかを明確に指示することで、徐々にチームで行う症状アセスメントの質が改善してきます。「レスキュー薬は○回使ってます」だけで報告が終わってしまうような形から、「定時薬やレスキュー薬使用のアウトカムは△△さんの生活の質である」と理解した報告がなされるようになってきます（ 表11 ）。

評価後の増量は？

　痛みの程度にもよりますが、増量する場合は＋50% 程度を上乗せし、必ず翌日以降に効果を評価しましょう。翌日にちゃんと評価を行えれば、＋30% 程度の少ない増量でも、患者さんから「楽になったみたい。眠気も強くならなくて、これくらいならよいかな」と言っていただけることもあります。疼痛治療の鍵は処方だけではなく、患者さんの痛みと生活がどのように変化したかの「評価」にかかっているのです。

表11 痛み評価の障壁と改善に向けた対策・プレゼンテーション例

	痛み評価の様々な障壁	多職種で改善する方策
痛み自体・患者側の要因	痛みの本人評価が難しい。我慢すること、痛みを訴えない文化。レスキュー薬使用後の評価のタイミングが難しい。治療の満足度の評価が難しい。	**個々の改善；** 本人への問診の質を改善する。「苦痛の有無」だけでなく「痛みの変化」「生活面（睡眠、食事、排泄、活動）」「満足度」「穏やかさ」「自立を支援できているか」という質的な視点で評価を行う（本人評価＋代理者評価が可能な IPOS を用いることも検討）。「今日から 3 日以内に楽に過ごせるように」などの目標のもとで、いつ、誰が、評価するかを明確に指示する。
医療者・環境側の要因	機序に基づく痛みの評価が難しい。患者自身の痛みの評価を鵜呑みにする（医師の前では大丈夫、というなど）。「事なかれ主義」「前例踏襲」（「痛みは自制内」「訴えなし」「眠っている」など）。	**チーム医療・環境の改善；** 症状マネジメント（介入）の成否は多職種での評価（アセスメント）にかかっている点をチームで共有する。看護師はアセスメントと同時に患者と話し合い、次の戦略（もう少し増量する、このまま様子を見る）までを医師に提案してよい。医
チームの構造的な要因	鎮痛薬が開始・増量になった理由、経緯がチームで共有されず、評価が主体的に行われない。また個人の評価があっても増量などの次の対処に結びつかない。多職種が「医師の指示を待つ」受け身の姿勢が観察の惰性につながる。	師は看護師の提案や評価を尊重し（自身よりも優先）、相互にフィードバックしながら共に方針決定するのがチームを育てるコツである（責任は共に負う姿勢で）。
痛みに関するスタッフの認識（プレゼン）	「〇〇回レスキュー薬を使っています」「NRS3-4 くらいです」「疼痛は自制内です」「全身苦痛です」「とにかく痛がってます」「認知症なのでわかりません」「今日は担当じゃないので」など。実際の痛みによる生活の支障や満足度、それまでの経過が不明。	「明け方や夕方に多かったレスキュー薬の使用は定時のお薬を増やしてから回数は減少しました。あと、日中も起きている時間が増え、食事をとることもできるようになりました。NRS は最近は 3〜4 くらいで、夜も以前よりは眠れているようです。まだ痛みが来ることがあるようですが、眠くなって好きなラジオを聴けなくなると嫌なので今はこれ以上の薬の増量を希望していません」など、生活の質や満足度が報告され、患者さん・看護師がより主役であるとわかる。

「痛みの閾値を上げる」鎮痛補助薬の役割を知ろう

鎮痛補助薬：神経障害性疼痛を合併した痛みに効果的

　痛みの治療には、オピオイド鎮痛薬、非オピオイド鎮痛薬がありますが、もう一つ、鎮痛補助薬という強い味方があります。これは本来、鎮痛薬として開発されたわけではありませんが、その作用機序から一定の鎮痛効果をもたらすことを期待して使用される薬剤の総称です。

　オピオイドや非オピオイド鎮痛薬は組織の損傷による侵害受容性疼痛に対しては効果が期待できますが、特に慢性的な神経障害性疼痛（神経、脊髄、脳の損傷や機能障害による痛み）に対しては効果が乏しいことが多いのです。たとえば脳卒中後の患者さんは中枢性に痛覚閾値の低下が生じて、軽い刺激に強い痛みを感じたり、化学療法を行ってきたがん患者さんでは細胞毒性や髄鞘への影響により頑固な末梢神経障害が生じていたりします。

　そのように痛みの機序として神経障害性疼痛がメインの場合に、神経の興奮を和らげ、中枢性の痛覚過敏を改善するなど、神経が痛みという情報を処理するプロセス自体を変化させるような薬剤が併用されます。それが鎮痛補助薬です。

さまざまな鎮痛補助薬

抗けいれん薬

　たとえば、「軽く触れただけでビリビリと電気が走る感覚がある」「突然ズキッと貫かれるような痛み（「嚙みつかれる」と表現されたかたもいます）」「常にジンジンしびれて痛む感覚がある」などと表現される場合には、本来はてんかん発作の抑制を目的に使用される抗けいれん薬を試すことが多いです。プレガバリン（リリカ®）やミロガバリン（タリージェ®）、ガバペンチン（ガバペン®）などのガバペンチノイドや、クロナゼパム（リ

ボトリール®）などが、この種類に含まれます。

抗うつ薬

　常にジンジンとしびれるような痛みが続いたり、慢性腰痛や関節痛、帯状疱疹後神経痛のように日常生活に直結しているような痛みの場合には、デュロキセチン（サインバルタ®）などの抗うつ薬を処方します。これらの薬剤は効果発現までに時間がかかります。またその人に合った量まで、すぐに効果がなくとも計画的に増量するプロセスが必要です。たとえばデュロキセチンであれば、1〜2週間おきに20→40→60mgまで増量する予定を、必ず外来で伝えましょう。

処方の際のコミュニケーションのコツ

　鎮痛補助薬には処方の際のコミュニケーションが特に重要です。難治性の痛みに悩んでいるかたに対して「すぐに即効性を期待しないように伝え」ながらも、「徐々に痛みの感じかたが変わってくることへの期待を述べること」「見通しをもつこと」で、患者さんの「安心」「勇気」「希望」が強まるのです。もちろん、吐き気や食欲不振、眠気などの副作用の可能性も伝えますが、それらの情報だけでなく、その対処法や「希望」も同時に処方できるとよいのではないでしょうか。

鎮痛補助薬を開始したあとの問診のコツ

どんな変化を期待しているかが伝わる聞きかたを！

　「プレガバリン（リリカ®）を開始したけれど、『全然よくならない』と言われて、すぐに止めてしまった」「最初はよかったけれども、すぐに効かなくなってしまった」などという話を聞くことは、まれではありません。
　このような場合に気をつけていただきたいのは、鎮痛補助薬を開始したあとの効果判定のしかたです。よく、Q：「痛みはいかがですか？」、A：「変わりありません」「よくなりません」という対話がありますが、この聞

きかたでは、こちらからどのような変化を期待されているのか、患者さんには伝わりません。鎮痛補助薬を使用した場合には、より具体的に「急に痛みが減ることはないと思いますが」「チクチクが、以前よりまろやかな感じや、長く続かなくなった印象はありますか？」「以前よりも（オピオイドによる）レスキュー薬の効きがよくなった（すっきり効く、長く効く）感じはありますか？」などの聞きかたをしてみてはどうでしょうか。

　実は鎮痛補助薬の開始後に、それまでのオピオイドのレスキュー薬が「よりよく効くようになった」という感想をいただくことがあります。このように総合的に痛みの性状や難渋の度合い、生活の質を改善したかを尋ね、「以前より眠れる」「落ちついている」「食欲が出ている」などの回答があれば、それも重要な指標になります。逆に、「とても眠い」「食欲が落ちた」などの変化も多いため、注意しましょう。

　これらの聞きかたのポイントは、痛みの「量ではなく、質的な変化」があったかを聞いている点です。いわば鎮痛補助薬は、痛みの感じやすさ＝閾値（しきい）を変化させる効果を期待して開始するものなのです。以前に比べ出現しやすかった痛みが「若干マイルドに変化した」や、「しつこさが減少した」ような印象があれば、何らかの効果があったと考えます。

時間をかけてよくしていく薬だと伝えよう

　その場で効果がない＝止めるのではなく、本来、決められた処方量まで計画的に増量をするという考え・予定をもって開始することも重要です。たとえばデュロキセチン（サインバルタ®）は吐き気などの有害事象がなければ添付文書にあるとおり、1〜2週おきに60mgまで増量しなければ無効と判定してはいけないのです。「時間をかけてよくなるかもしれない」という期待を、医療従事者と患者さん・ご家族で共有していくことが大切です。

3章

オピオイド鎮痛薬を「使わない」ほうが よい場合もあるの？

　この質問は、あまり面と向かってされることはないのですが、とても大切です。痛みには「もっとオピオイド鎮痛薬を早期から使いましょう」とあちこちですすめられているなかで、「"オピオイドを使わないほうがよい場合"なんて、なかなか聞きづらいよね」と思うかもしれません。ですが、これはとてもよい質問なのです。

　単刀直入に言えば、この質問への答えは「イエス」です。オピオイドの処方に慎重となるべき状況を **表12** にまとめました。

すべての痛みにおいて優先される処方ではない

日本における厳しい保険適用

　第一に、オピオイドには「鎮痛」を目的として使用するという大きな原則があります。しかし、すべての痛みにおいて優先される処方ではありません。

　まず日本においては、モルヒネ、オキシコドン、フェンタニル、ヒドロモルフォン、メサドンなど多くのオピオイドが流通し処方可能ですが、すべて「がん性疼痛」が保険適用となっています。そして一部の徐放性オピオイド鎮痛薬（フェンタニル経皮吸収薬、オキシコドン®TR錠など）は慢性疼痛（非がん性疾患）に対して処方が可能ですが、それは適切な慢性疼痛に対する診断と、中止や減量の判断ができる、処方資格を有する医師に制限されています。また速放性製剤ではモルヒネ塩酸塩錠やモルヒネ塩酸塩末以外に、強オピオイドで非がん性疾患に処方は許可されていません。それはなぜでしょうか？

　その背景には、特に米国で大きな社会問題となった「オピオイドの乱用」問題があります。がん／非がん性疾患を問わず不適切な状況でオピオイドが処方され続けることで、その人の生命と社会生活にかかわる問題が生じ

ねころんで読める緩和ケア

表12 オピオイド鎮痛薬の処方を慎重に考慮すべき状況

痛み自体の性質
・オピオイドに治療抵抗性の痛みであるとき
・がん／非がん性疾患を問わず、長期にわたる慢性疼痛の場合（適切な評価のもとに使用可）
・筋筋膜性疼痛など体性痛がメインの場合
・神経障害性疼痛や複雑な痛みのため、オピオイドを複数回増量しても痛みが緩和しない場合

患者さん側の状況
・オピオイド乱用や依存への影響が危惧されるとき
・ケミカルコーピングや鎮痛薬への依存が疑われる場合
・患者・家族の服薬管理が困難な場合
・せん妄や症状アセスメントが難しい（オピオイドの有用性が確認できない）場合

医療従事者側や周囲の状況
・オピオイドの計画的管理が困難なとき
・効果達成のエンドポイントや、オピオイド中止の見通しが立たない場合
・薬物の不適切な使用（ケミカルコーピングや乱用〔abuse〕）に気づくことができない場合

ケミカルコーピングの定義：
がん患者が、薬物依存とそうでない状態の間にあるレンジで、さまざまなストレス（がんや死の意識、イライラ、不安など）を乗り越えるためにオピオイドを使用している状態 [12]

難治性疼痛に至る原因	患者側の要因
	・複雑かつ強力な侵害刺激の持続、鎮痛耐性形成
	・不眠や不安・身体化、せん妄による痛み閾値の低下
	医療従事者側の要因
	・痛みの表出を信じていない
	・不適切なオピオイド使用（ケミカルコーピング）を区別できない
	・実際は疼痛の残存を嗜癖や依存とアセスメントする（偽嗜癖）
	医原性の要因
	・不十分な痛みの評価・対応による治療機会の逸失
	・過度のオピオイド鎮痛薬の増量による神経障害

ることから、わが国ではあらかじめ非常に厳しい規制をかけた保険適用になっているのです。

筋筋膜性疼痛にはオピオイドは効果がない？

　そもそもすべての痛みがオピオイドによって和らぐわけではなく、特に不動や臥床による筋筋膜性疼痛（myofascial pain syndrome；MPS）や関節の拘縮に伴う「体性痛」には、オピオイドが効きづらいという特徴があります。その場合は、筋筋膜性疼痛の予防とリラクセーション、トリガー

101

ポイント注射などの対処が優先されます。MPS は、神経難病患者さんや脊髄損傷患者さんなどの神経に起因する長期臥床が生じやすい患者さんや、体力の低下したがん患者さんにも非常に多いことが知られており、終末期だけでなく、長期治療中のかたにも生じる「痛み」なのです。このような痛みは心身症としての一面もあり、不安や緊張を和らげるようなオピオイドの不適切な使用や、過量などの問題には十分注意が必要です。

　そのほかに、たとえ内臓痛が疑われていたとしても、オピオイド鎮痛薬を使用しても痛みがとれない、増強しているという場合の「さらなるオピオイドの増量」には注意が必要です。いわゆる「難治性の痛み」にはオピオイド鎮痛薬に反応の乏しいタイプの痛みや患者さん側の条件が隠れていることがあります。たとえば神経障害性疼痛や、荷重がかかることで悪化する痛み、さらに不安やせん妄などの心理的背景、精神神経症状などです。このようなケースで、痛みに対してあまり効果がないにもかかわらず、むやみにオピオイドを増量することで患者さんが傾眠になったり、さらにせん妄を生じたりする場合があります。また、軽く触れるだけでもビクッとして痛みを訴えるような状況になっている場合には、神経の過敏性がオピオイド自体によって生じている（オピオイド誘発性痛覚過敏）副作用も考え、それ以上のオピオイド増量を止めなくてはならないのです。

ケミカルコーピングと依存形成の「不都合な真実」

ケミカルコーピングの状態が疑われる発言とは？

　第二に、オピオイドを痛み以外の問題に対して使用する「ケミカルコーピング」や「薬物依存」状態の患者さんです。患者さんが特にレスキュー薬の速放性製剤について「この薬を飲むとよく眠れるので、ちょうどよい」「痛みがくるのが不安なので、早めに時間を決めて飲むようにしている」と話す場合には、十分注意してください。つまり、「不眠」「不安」に対して、「眠れてよかった」「飲むと安心できる」という場合には、本来の鎮痛という目的以外でオピオイドを使用する「ケミカルコーピング」が考えられます。

（注）：ケミカルコーピング（chemical coping）とは「痛みを緩和するために適切にオピオイド鎮痛薬を使用している適切な疼痛管理の状態」と「嗜癖（精神依存）に陥っている状態」を両極として，患者がその間のどこかに位置している状況を指します。オピオイドは痛み以外に感情、認知、情動に影響するため、使用する際には認知や情動の安定にオピオイドを利用していないかを常時確認する必要があります。ケミカルコーピングを放置すると嗜癖から薬物依存に移行し、社会生活が障害されるとともに、疼痛自体も複雑化し緩和困難になります。

ケミカルコーピング・依存とはどんな状態？

　この状態は習慣性があり、長期にわたった場合には、さまざまな問題が生じてきます。具体的には「薬が切れてくると、痛みや不快感をより強く感じる」「飲まないと不安になる」「（痛みの原因が悪化しないのに）以前より薬の効きが悪くなったと感じる（鎮痛耐性）」「薬がないと○○（生活）できない」「『どんどん飲んでよい』と△△さんが言ったのに、なぜ飲んではいけないの？」など、身体的・心理社会的な問題が生じてくるのです。また、この状態が続くことで薬物依存（物質依存）となり、常に薬剤に支配された時間が続くことになります。

　このように痛みを治療しようと意図した医療従事者が適切なエンドポイントを設定しなかったことで、患者さんの社会生活を破綻させるような身体的・心理社会的苦痛を助長するという「不都合な真実」があります。

ケミカルコーピング・依存の予防・対応

　これらの状況を未然に防ぐためには、定期的に痛みの状況、使用状況をスクリーニングし、オピオイドの処方目的、治療目標（なるべく頓用の薬を連用せずに、苦痛に悩まされない生活ができる）を話し合い、患者さんご本人やチームで共有することが対応の第一歩になります。

　しかし、すでに依存状態になっているかたの場合は、それを安易に批判したり過去の言動を否定せず（必ずトラブルになります）、緩和ケアやペインクリニックに相談することをおすすめします。

オピオイド鎮痛薬は、ときに減量・中止を目指そう！

エンドポイントが不明瞭なまま安易に開始すると……

　「オピオイドを優先的に使用すべきではない」ポイントの最後としては、鎮痛の「エンドポイント・中止のめどが立たない」状況です。多くの進行がん患者さんは、腫瘍の組織への浸潤や体力の低下によって、さまざまな痛みが増強する傾向にあり、「そのエンドポイント（介入終了点）は？」と問われれば、その延長に患者さんの永眠というイベントがあるかもしれません。それはつらいことですが、皆がしっかりそのゴール（最期までその人の生活を豊かにするなど）を見据えて進む道であれば、オピオイド鎮痛薬はおおむね適切なのです。

　しかし近年は、「早期からの緩和ケア」として、必要に応じて診断早期から安易にオピオイドの処方が開始され、手術や化学療法を完遂した場合も、なぜか「痛みがあるから」オピオイドの定期処方（特に速放性製剤のレスキュー薬）を継続されているかたがおられます。術後痛にオピオイド鎮痛薬を飲み続けているというのが典型的なパターンで、その結果、「（レスキュー薬の）頓服がないと痛みで眠れません」「ずっと飲んでいるので」など、先ほど述べたケミカルコーピングや薬物依存状態が形成されてしまうのです。「患者さんの痛みが和らぎ、一定の生活の質が保たれること」という本来の目標が、「生活が鎮痛薬なしでは成り立たなくなる」悲劇に至ってしまいます。

ケミカルコーピング・依存の責任は医療従事者にもあると捉えよう

　オピオイド鎮痛薬の処方を慎重に考慮すべき項目について、「状況」（ 表11 ）としてまとめたのには、「その責任を負うのは患者さん側でなく医療従事者である」という意味があります。たしかにケミカルコーピングや鎮痛耐性（依存）を形成しやすい条件は、患者さん自身にあります。しかし、そのことを明確に判断することは患者さん本人には難しく、心身が楽になるために処方された薬をくり返し内服することは、患者さん自身にとって自然な行動になるからです。

オピオイド依存に至る詳細は割愛しますが、オピオイド受容体による疼痛の緩和と並行して、脳内報酬系が刺激を受ける（つまり快楽を感じる）ことは間違いない事実です。そのため、長期にわたってオピオイドの速放性製剤を処方している患者さんに外来などでお聞きすると、多かれ少なかれ、「この薬を飲むとホッとするんです。正直、よく眠れますから」という答えが返ってきます。おそらく速放性製剤を必要とするかたのほとんどが同様の感覚をもっておられるのではないかと、私は推測しています。

そのため、痛みの原因となっている病変の状況を把握し、鎮痛薬の不適切な使用（ケミカルコーピングや乱用）について問診をすることは、がんであっても、慢性的な痛みにオピオイドを処方する医療従事者側の責任と考えます。

よく医師が「患者さんが『薬が欲しい』と言ったから」「痛みが残っているから」などの理由で、特に依存を形成しやすい速放性オピオイド鎮痛薬を漫然と継続している状況を見聞きします。明らかに進行性、持続性の痛みがある場合（がん性疼痛など）や短期で収束するであろう痛み（術後痛など）を除き、オピオイド鎮痛薬は終了のめどが立たない（生命予後も不明で、病変の評価ができないとき）場合には、安易に開始すべきではないのです。適切な問診や画像などで、定期的に痛みの原因や治療目標を評価しましょう。

開始後も常に立ち止まって評価を！

以上、あえてオピオイド鎮痛薬の使用に慎重になるべき状況を説明しました。

もちろん、最初はその患者さんの状況がどうなるかわからないので、まずは開始してよい（鎮痛ファースト！）のですが、その後に立ち止まって評価を行いましょう。「本当にオピオイドが効いているのか？」「痛みの原因となる病変は残存しているのか？」「オピオイドの有害事象や不適切な使用はないか？」などをチェックします。特に、患者さんの痛みの原因となる病変が治療の効果によって落ちついている場合には、減量や中止を試

みることを、患者さんと共同の目標としてください。

　このあたりは、実は専門家でもなかなか難しい臨床であります。もし、特にがん患者さん以外で「この人にオピオイド処方したいけど、続けて出して大丈夫かな？」など少しでも悩んだ場合は、ペインクリニックや緩和ケアなどの専門的な医療従事者への相談も検討してください。また、急性疼痛に対する開始であったり、すでに病気が治癒した状況であれば、オピオイドからの「卒業」も目指しましょう。

引用・参考文献

1) 国立研究開発法人国立がん研究センター：がん対策情報センター．人生の最終段階の療養生活の状況や受けた医療に関する全国調査結果．2020．https://www.ncc.go.jp/jp/icc/policy-evaluation/project/030/2019/index.html（2024年6月閲覧）
2) Inoue, S. et al. Chronic Pain in the Japanese Community--Prevalence, Characteristics and Impact on Quality of Life. PLoS One. 10 (6), 2015, e0129262.
3) International Association for the Study of Pain. IASP Announces Revised Definition of Pain. 16 July 2020. https://www.iasp-pain.org/publications/iasp-news/iasp-announces-revised-definition-of-pain/?ItemNumber=10475（2024年6月閲覧）
4) 日本疼痛学会理事会．改定版「痛みの定義：IASP」の意義とその日本語訳について．
5) Beecher, HK. The powerful placebo. J Am Med Assoc. 159 (17), 1955, 1602-6.
6) Kaptchuk, TJ. et al. Components of placebo effect: randomised controlled trial in patients with irritable bowel syndrome. BMJ. 336 (7651), 2008, 999-1003.
7) 西田希久代ほか．がん患者が訴える痛みの表現と鎮痛薬の効果．Palliative Care Research. 4 (1), 2009, 207-13.
8) 木澤義之ほか監訳．WHOガイドライン：成人・青年における薬物療法・放射線治療によるがん疼痛マネジメント．東京，金原出版，2021，132p.
9) Bandieri, E. et al. Randomized Trial of Low-Dose Morphine Versus Weak Opioids in Moderate Cancer Pain. J Clin Oncol. 34 (5), 2016, 436-42.
10) 国立がん研究センター がん対策研究所．厚生労働省委託事業：がん患者の療養生活の最終段階における実態把握事業「患者さまが受けられた医療に関するご遺族の方への調査報告書2018-2019年度調査」．2022年3月．https://www.ncc.go.jp/jp/icc/policy-evaluation/project/030/2019-2020/20220325.pdf（2024年6月閲覧）
11) 厚生労働省医薬局監視指導・麻薬対策課．医療用麻薬適正使用ガイダンス〈令和6年〉．22.
12) Kirsh, KL. et al. Initial development of a survey tool to detect issues of chemical coping in chronic pain patients. Palliat Support Care. 5 (3), 2007, 219-26.

痛み以外の身体症状

① 呼吸器症状
～息する限り、希望をもつ～

「呼吸困難」の緩和ケアはなぜ大事か
～すべての医療の「通行手形」に～

　身体的な症状のうち、「痛み」が緩和ケアの大部分を占めるような印象があるかもしれませんが、それは痛みが人間の最も普遍的で、一種の皮膚感覚・内臓の感覚として日常生活のなかにある苦痛の代表だからです。そして私たちは、さまざまな状況で痛みを和らげ、ときに鎮痛薬をブレーキのように使いながら、痛みに対処します。もちろん有り難くはないですが、いわば、痛みは慣れた対象なのです。

　それに対して「呼吸困難」はどうでしょうか。私たちが想像する患者さんのさまざまな苦痛のなかで、呼吸困難はある種、別格の位置を占めています。息を止めることを強いられたとき、人はただの数分も平静ではいられません。痛みとは異なり、それは意識を混濁させ、刹那に生命を奪う危機を脳に伝えます。つまり呼吸困難感は、「生命困難感」をもたらすラスボス的存在ともいえるでしょう。

　この本をねころんで読んでいただいている皆さんに、私がぜひお伝えしたいメッセージがあります。それは、皆さんに「呼吸困難」への対応スキルを、すべての疾患・場で緩和ケアを担う基本的な「通行手形」として位置づけていただきたいということです。古い言葉で言えば、「一丁目一番地」や「お墨付き」とでもいうのでしょうか。

　では、なぜ呼吸困難の優先順位が高いのか？　その理由は主に3つあります。

終末期には高確率で呼吸困難に出会う

　第一に、呼吸困難はすべての人生で「重い病（serious illness）」に向き

合い、特に危機的な状況の際に、「経験する可能性が高い症状」だからです。

　自分たちに置き換えて考えてみましょう。皆さんは、みずからが人生の最終段階に近い状況で呼吸困難が生じた際に、「そのうち誰かが（自分でもそれなりに）なんとかしてくれるだろう」とのんきに言えるでしょうか？　言いたくはないですよね。そして、そのとき皆さんの前にいる医療従事者は、いまも将来も皆さんと同様の一般診療所やプライマリケアの医師や医療スタッフであり、ほとんどが緩和ケア医ではありません。循環器、呼吸器専門の先生はもちろん、集中治療、急性期の現場を担当される先生、慢性臓器障害やフレイルなど慢性的な療養を支える先生がたは、治療が奏効せず看取りが近い時期、呼吸困難を訴える患者さんを診察することは決してまれではないと思います。

　しかし、その立場はいつか逆転します。つまり、この本を手に取っている多くの皆さんが患者の立場になるかもしれないのです。私は複数の医師のかたがたが病気を得て、自分が死にゆく最期の時期に「こんなに苦しいとは思わなかった」と話す姿を見てきました。特に非がん疾患や救急・集中治療の緩和ケアにおいて呼吸困難に適切に対応できるスキルは、患者さんにとって非常に優先度の高いものなのです。

　終末期に「痛みさえ抑えておけば大丈夫だろう」という考えは、がん以外の疾患、心不全や慢性呼吸器疾患（慢性閉塞性肺疾患・肺線維症など）、神経難病、多臓器障害の終末期には必ずしも通用しません。しかし、終末期の呼吸困難を予測して準備できれば、それは非常に安心な「保証書付き」のケアになります。

いつ起こるかわからないので、つねに備えるべし！

　第二に、呼吸困難は多くが生命にかかわる変化であり、突発的に起きることが多いためです。また、その事象が生じる時期は不明で、くり返す心不全や、慢性呼吸器疾患の急性増悪、胸水の増大したがんなどでは、病の軌跡のいずれかの時点で急速に呼吸困難も生じる可能性が高いのです。これは「大地震がいつ起きるかはわからない、しかし○年以内にはかなりの

高い確率で生じる」という考えに似ています。地震を呼吸困難に置き換えてみれば、その必要性は理解しやすいのではないでしょうか。呼吸困難は未然に防ぐことはできないにせよ、そのリスクを下げ、「あらかじめ備えておく」に越したことはない症状なのです。

積極的な治療介入と同時に提供される緩和ケア

最後に、「すべての重い病（serious illness）」の過程で生じる呼吸困難への対応で重要な点は、それが「病態への治療介入と同時に行われる緩和ケア」だということです。「ここまでやってダメだから、緩和ケア」ではなく、酸素投与、気管支拡張薬の投与、気道狭窄の解除、気道浄化、利尿薬・強心薬・抗菌薬の投与……などの介入が奏効すれば呼吸困難の緩和に直結します。しかし、呼吸困難を緩和するための「緩和ケア」を、これらの治療と並行して行うことで、私たちはより確実に、その人生の質を担保することができます。治療が奏効した際にはオピオイドも減量・中止できることはもちろんです。

つまり呼吸困難は、救急・集中治療の現場、心不全や慢性呼吸器疾患、慢性腎臓病、がん、新型コロナウイルス感染症（COVID-19）を含む感染性疾患、認知症や神経筋疾患、老衰、フレイルの経過に至るまで「あらゆる危機的状況で高頻度の症状」であり、その対処は「積極的な治療介入と同時に提供される緩和ケア」なのです。

息の続く限り、でき得るケアを

さらに、もし仮に、懸命の治療によっても病態が進行し、命の終わりが近づいたときには、荒い呼吸の下でその人が過ごす最期の時間を（本人だけでなく、愛する人にとっても）よりよいものにするために、私たちは全力を尽くす必要があります。米国サウス・カロライナ州の標語にもなっている「Dum spiro, spero.（直訳：私は息をする限り希望をもつ）」は「生きる限り、希望をもつことができる」という意味ですが、決して諦めず、最後の息をするところまでをケアしますということが、私たち医療従事者

がすべての人に贈るへの最大の福音かもしれません。

この章では引き続き、呼吸困難を緩和するためにどんなポイントがあるか、よくある疑問に答えていきたいと思います。

呼吸困難はどんなときに生じるか？

呼吸困難発生の機序

「呼吸困難」の発生機序は痛みほど明らかになっていないのですが、呼吸困難の知覚にかかわる中枢神経としては大脳皮質 - 辺縁系が呼吸困難時に活性化することがわかっています。そこには扁桃体や前部島皮質、帯状回が含まれ、不安などの情動にも関与する部分が呼吸困難によって同時に活性化すると考えられます。

大脳中枢に知覚が入力されるまでの求心性刺激の過程は、主に肺や呼吸筋などの末梢の機械受容器と、血中の酸素・二酸化炭素濃度やpHの変化を感知する化学受容器の2つの経路があり、その求心刺激を受けた延髄の呼吸中枢を介して中枢に刺激が入力されます（図1）。

それに対して、大脳皮質から呼吸を促すように指令が出た状態がうまく保たれていれば、呼吸困難は発生しません。しかし、中枢からの呼吸応答指令（コマンド）が出ているにもかかわらず、胸郭や肺がうまく運動しない状態や、低酸素・高二酸化炭素など何らかの外的な要因が改善しない「ミスマッチ」が生じている場合には、呼吸困難が生じるのです。

発生から表出までの影響因子

この過程で、情動（不安・恐れなど）、過去の体験・記憶、身体化などの要因が修飾することで、大脳皮質での知覚はさらに影響を受けます。最終的な「表出」として患者さんの「息苦しい」という発言や苦しげな表情として現れるまでに、精神的要因や、文化的な差異が影響するのです（図2 [2,3]）。

4章

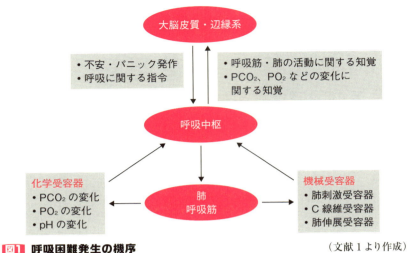

図1 呼吸困難発生の機序 （文献1より作成）

呼吸困難の「発生」には、原因から生じる低O_2血症や高CO_2血症などの化学受容器の刺激、肺の伸展や圧受容器を介した機械的刺激、不安や恐怖などを介した中枢性の「入力」があり、その「認知」-「表出」にいたる過程で不安や抑うつなど精神的要素、過去の経験や、社会文化的な背景により影響される。また、呼吸困難の認知がさらに不安を増幅し、発生機序を強める悪循環が生じる。呼吸困難の改善には、入力から認知に至る過程で積極的にオピオイドや抗不安薬、送風などの環境調整や安楽を促進するリラクゼーション・ケアを行うことが有用である。

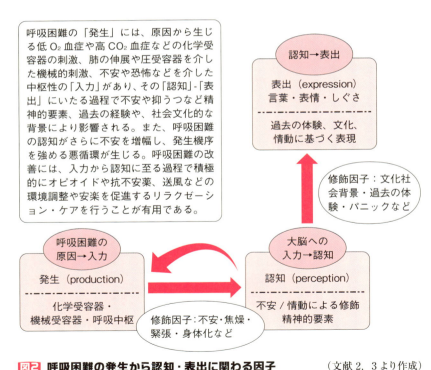

図2 呼吸困難の発生から認知・表出に関わる因子 （文献2, 3より作成）

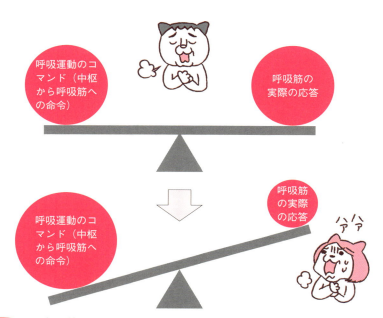

図3 現時点で考えられる呼吸困難の発生機序（ミスマッチ仮説）
中枢からの「呼吸指令」に対する実際の「呼吸応答」に不均衡になることで、呼吸困難が生じる。そこに情動（不安・恐れ）や過去の体験・記憶により修飾された結果、呼吸困難が認識され表出に至る。

　呼吸困難はこのような複雑な機序を介して出現するため、パニック発作や過換気症候群など、肺や胸郭に異常がなくとも、不安がきっかけになって強い呼吸困難や呼吸異常を呈する現象もまれではありません。

いまの主流はミスマッチ仮説

　まだ不明な部分の多い呼吸困難の発生機序ですが、現在は、このように中枢からの"呼吸指令"に対する実際の"呼吸応答"に乖離があることで生じる「ミスマッチ仮説」が主流となっています（図3）。
　では次に、このような状態で、呼吸困難に対してどんな対処ができるかを考えてみましょう。

113

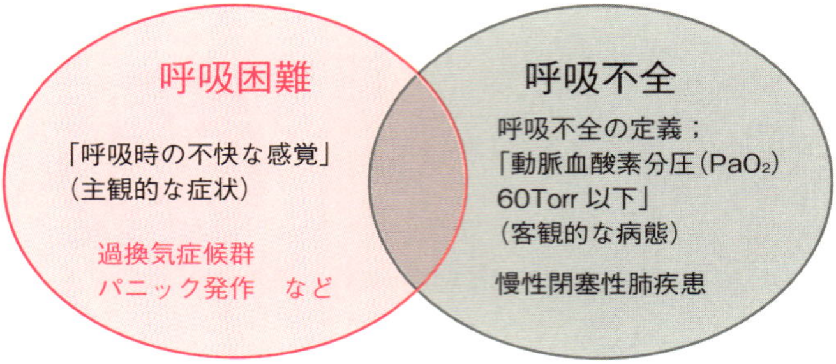

図4 呼吸困難と呼吸不全は必ずしも一致しない

呼吸困難
「呼吸時の不快な感覚」
（主観的な症状）

過換気症候群
パニック発作　など

呼吸不全
呼吸不全の定義；
「動脈血酸素分圧（PaO₂）
60Torr 以下」
（客観的な病態）

慢性閉塞性肺疾患

呼吸困難をどうアセスメントするとよいか？

呼吸困難も主観的な感覚でもある

呼吸困難は、「呼吸時の不快な感覚（a subjective experience of breathing discomfort）」と定義されます[4]。これは主観的な感覚であり、動脈血酸素分圧（PaO₂）や経皮的動脈血酸素飽和度（SpO₂）などの客観的なデータとは必ずしも相関しません（図4）。つまり呼吸困難とは主観的な自覚症状であり、動脈血酸素分圧（PaO₂）や経皮的酸素飽和度（SpO₂）などの客観的なデータとは必ずしも相関しません。また、呼吸不全とはPaO₂60Torr 以下という客観的な基準がありますが、必ずしも呼吸困難を合併しないという場合もあります（COPD による慢性呼吸不全など）。

患者さんの表出では、「息苦しい」「息が吸いづらい／吐きづらい」などの直接的な表現だけでなく、「少し動くとハァハァする」「喉が詰まる」「咳が止まらない」「痰が出せない」「仰向けや一定の姿勢でいると苦しさが出る」「トイレでいきめない」「息が苦しく眠れない」など、生活への支障と合わせて問診することが必要です。

息苦しさのない生活を叶えるためのチームをつくろう

　実際に患者さんは、少し動くと苦しいのに、安静時には苦しくないことから、寝たきりの状況をみずから作ってしまうことがあります。

　特に閉塞性肺疾患や間質性肺炎や肺線維症などの"非がん性"呼吸器疾患の場合、運動耐容能が低下していたり、酸素需要が増大していることをふまえ、少量のモルヒネ内服を開始したり、在宅酸素の導入を検討したりします。そこで、入院中や外来でも、「自宅の間取りはどうか」「食卓、トイレまでの距離」「階段の有無」などの生活環境、「排泄、食事、整容や入浴などの労作時」の呼吸困難や生活への支障、不安について聴取することが重要です。

　そのためには、医師だけでなく看護師、リハビリテーションスタッフが呼吸困難の評価には非常に重要な役割を果たします。そのうえで、患者さんを交えたチームで、「息苦しさを和らげ、生活しやすくなる」ことを目標にあげ、薬剤での治療やケア、また在宅酸素や手すり、スロープの設置などの環境調整を行います。「病気だから苦しいのは仕方ない」という発想をなるべく捨て、さまざまな工夫によって、「苦しさを意識せずに呼吸できる」本来の日常を取り戻すことを目標にしましょう。

呼吸困難の原因となる病態を見つけよう！

局所（心肺）における主な直接原因

　図1のように、呼吸困難感を患者さんが表出するまでのプロセスをみると、外的要因からはじまりさまざまな情動などの修飾要素があって表出に至るわけですが、最も直接的には、心不全、呼吸器疾患、気道感染・気道狭窄、間質の炎症など、局所の原因があります（表1）。

4章

表1 呼吸困難の要因となる病態

局所（心肺）における主な直接原因	肺・縦隔腫瘤、気道閉塞（腫瘍性、声帯麻痺など）、がん性リンパ管症、うっ血性心不全、心嚢液貯留、胸水貯留、肺炎（感染性、非感染性）、気管支拡張症、気管支喘息、気胸、間質性肺炎、慢性閉塞性肺疾患（COPD）、肺線維症、上大静脈症候群、肺塞栓症　など
全身的な間接要因	貧血、腹水貯留・肝腫大による横隔膜挙上、神経筋疾患や脊髄損傷、悪性腫瘍による脊髄圧迫（MSCC）による横隔膜・呼吸補助筋の運動制限、脳腫瘍（中枢神経浸潤）による呼吸不全、手術後の運動耐容能低下、フレイル・悪液質による呼吸筋減少、筋肉疲労、ステロイドミオパチーなど薬剤性の筋力低下、口渇、流涎、口腔カンジダ、終末期・臨死期の複合的な病態、腎不全による尿毒症症状による代謝性アシドーシス　など
精神心理的要因	不安、焦燥感、緊張、抑うつ、せん妄、身体化、スピリチュアルペイン、薬剤性アカシジア、セロトニン症候群　など

MSCC：malignant spinal cord compression、COPD：chronic obstructive pulmonary disease

全身的な間接要因

　また心肺疾患以外であっても、間接的に呼吸不全や呼吸困難を誘発する要因は多くあることに注意しましょう。

横隔膜の運動制限

　気道や循環系が関与しない全身の間接要因としては、腹水や肝腫大など腹腔からの圧迫や、神経筋疾患や転移性骨腫瘍・外傷性脊髄損傷でも生じる横隔膜の運動制限があります。横隔膜の動きを支配する横隔神経はC3・4・5のレベルから出ているため、この高さ以上で頸髄損傷が生じると横隔膜が運動できなくなり、急速に呼吸状態が悪化して人工呼吸が必要になります。

　また、胸椎レベルの損傷であってもT1～5の高さでは横隔膜の運動は制限されないものの、肋間筋の動きが制限され、腹筋が動かせないため、咳やくしゃみも弱々しいなどの呼吸障害が生じ得ます。

　T6～12の脊髄損傷では肋間筋は正常ですが腹筋が弱いことや下肢麻痺による寝たきりの生活のため、受傷前のようには呼吸がしづらいという感覚があります。

その他さまざまな原因

　ほかに慢性的な筋力低下が進む神経筋疾患（筋萎縮性側索硬化症など）やフレイル、下肢麻痺を生じてベッド上での安静を強いられる患者さんでは、徐々に呼吸が浅くなるなどして、誤嚥性肺炎を併発し呼吸困難をひき起こすことは一般的な変化です。

　ほかに、腎不全や代謝性の疾患で生じる代謝性のアシドーシスを呼吸性に代償しようと呼吸努力が生じる際や、尿毒症からの肺水腫、電解質異常に伴う不整脈など、結果として呼吸困難につながる病態は実にさまざまなのです。

病態の治療と同時に呼吸困難に対応しよう

可逆的な病態への治療介入

　このように、呼吸困難をきたすさまざまな病態のうち、可逆的なものがあれば、当然、その治療を考えることが呼吸困難の改善につながります（例：心不全に対する利尿薬・強心薬投与、慢性閉塞性肺疾患に対する気管支拡張薬投与、腎不全時の溢水の補正、血液透析や電解質補正など）。また、神経筋疾患や頸髄損傷による致死的な横隔膜・呼吸筋の運動制限が生じる場合に、救命のために必要になる早急な気道確保も、呼吸困難の緩和につながります。

呼吸困難のケア方法について事前に相談し、計画しよう（ACP）

　かなり高い確率で呼吸困難が生じる致死的な疾患において、将来生じ得る呼吸困難の緩和について事前に話し合われるか否かは、将来の治療方針決定に大きな影響を及ぼします。

　たとえば、筋萎縮性側索硬化症（amyotrophic lateral sclerosis；ALS）などの進行性疾患や、慢性呼吸器疾患の場合に、ただ「将来は呼吸ができ

なくなります」と言うだけでは、患者さんやご家族は不安と恐怖のなかに置かれ、将来的に「呼吸ができなくなって死ぬのは恐ろしい」という考えから、気管切開を行わないなどの意思決定は難しくなるでしょう。また、ご家族にとっても、本人に最後に呼吸困難が生じるような決断は心理的に受け入れられないのではないでしょうか。

そのため、将来的な呼吸困難のリスクが高い疾患の場合には、私たちは将来のどこかで病状が悪化した場合の「呼吸の苦しさ」を和らげる方法について事前に相談する機会を設けるのが望ましいと考えます（アドバンス・ケア・プランニング［＝ ACP］は緩和ケアの一部として重要な要素です）。

たとえば ALS や慢性呼吸器疾患（間質性肺炎・肺線維症）、心不全のように、ほぼ確実に呼吸困難が進行する病態において、事前の話し合いの機会に呼吸困難を和らげる緩和ケアの方法についての説明が丁寧に行われることは、患者さんやご家族に大きな安心につながります。

「治療的介入」ばかりを考えていない？

一方で私たち医療従事者には、そのような悪化の場合にまずは「治療的介入」が重要な責務であると感じる傾向があり、酸素投与や気道の確保、血ガス分析などを行うことには積極的ですが、「呼吸苦の緩和」は医師や看護師の責任として優先度が低いと無意識に考えていないでしょうか。

その背景には、緩和ケアで用いられるモルヒネなどの薬剤に対する医療従事者の不安や、説明に関する自信のなさがあるかもしれません。そのような現状に対し、ここからは治療以外に呼吸困難に対してどのような「できること」があるか、薬剤・ケア・環境調整の面から考えていきましょう。

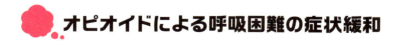

オピオイドによる呼吸困難の症状緩和

なぞの多い呼吸困難緩和の治療

上記のように、呼吸困難はその病態への積極的な治療介入も大きな症状

緩和の要点です。しかし、そう簡単に（軽い心不全や喘息発作、肺炎などでない限り）完全に治療が奏効するわけではありません。また、どんな薬剤やケアが呼吸困難を緩和するかについても、徐々にエビデンスが蓄積されていますが、まだまだ臨床経験に頼った対応もしなければいけない分野です。

臨床的に経験されるオピオイドの効果

そのようななかで薬剤として最もエビデンスが蓄積されている方法が、モルヒネをはじめとするオピオイドの使用です。オピオイドの作用機序は、痛みについてはオピオイド受容体を介した下行性疼痛抑制系の活性化であることはお伝えしましたが、残念ながらオピオイドが呼吸困難を緩和する機序はいまだ十分に解明されていません。オピオイドが呼吸中枢に直接作用して呼吸回数を低下させることで、一回換気量が増え、呼吸努力に伴う苦痛が改善する、という機序も想定されていて、実際に呼吸困難があり呼吸回数が多いかた（呼吸が早い）にオピオイドを開始すると、症状緩和と並行して呼吸回数が低下（改善）することはよく経験します（実際の機序はそれだけではないと考えられます）。

また、リン酸コデインがよく咳嗽発作に対して使用されます（市販薬にもジヒドロコデインが入っています）。これは体内で代謝され 1/6 がモルヒネに変換されますが、その鎮咳作用がコデインの代謝産物によるものか、モルヒネによるものかも、完全に解明されていないのです。

オピオイドは「呼吸抑制のリスクがある最終手段」ではない

オピオイドの観察研究や介入研究

そのように機序は十分に解明されていないものの、臨床上は近年多くの観察研究や一部の介入研究により、がん関連呼吸困難や心不全、慢性呼吸器疾患、神経難病など、それぞれの病態において「モルヒネなどのオピオイドが呼吸困難の自覚症状を有意に改善する」エビデンスはほぼ確立しています。モルヒネについて最も研究が多く、その効果の確実性が高いと考

表2 呼吸困難に対するオピオイド使用の各国ガイドラインにおける推奨

がん	日本緩和医療学会	がん患者の呼吸困難に対してモルヒネ全身投与を行うことを推奨（1B：強い推奨、中等度のエビデンス）
	米国臨床腫瘍学会	非薬物療法で呼吸困難が十分に緩和されない場合、オピオイド全身投与を行う（低いエビデンス、中等度の推奨）
	欧州臨床腫瘍学会	非薬物療法を行っても持続する重度の呼吸困難に対して、経口モルヒネ少量定期投与が第一選択である（Ⅱ、B）
COPD	日本呼吸器学会	モルヒネは効果が確認されており、投与量を適切にコントロールすれば呼吸抑制の問題はほとんど発生しない
	英国国立保健医療研究所（NICE）	ほかの治療に反応しない終末期COPD患者において適切であれば、呼吸困難の緩和のためにオピオイドを使用する
	カナダ胸部学会	進行COPD患者の原疾患治療で制御できない呼吸困難に対して経口オピオイドを推奨する（推奨グレード2C）
心不全	日本循環器学会／日本心不全学会	治療抵抗性の呼吸困難に対しては、少量モルヒネなどオピオイドの有効性ならびに安全性が報告されている
	欧州循環器学会	呼吸困難の緩和のためには、オピオイドは慎重に使用してもよい（クラス：Ⅱb、レベルB）
	欧州緩和ケア学会	経口少量モルヒネは呼吸困難や生活機能への影響を軽減するかもしれない
神経難病	日本神経学会	ALSの苦痛（呼吸苦、疼痛など）にはモルヒネが有効である。苦痛出現の早期からの使用が望ましく、症状に合わせて増減する（2023）

（文献6より作成）

えられていますが、近年はその時点で使用しているほかのオピオイドを呼吸困難に対して使用しても全体としては有用であるというリアルワールドでの観察研究[5]が出ています。

オピオイドの積極使用は世界のスタンダード！

そんな大雑把な！と言われるかもしれませんが、世界中でこのテーマに関する研究が行われてきた結果、現在は各国の各分野学会の治療ガイドラインに呼吸困難に対するオピオイドの積極的な使用が推奨され、コンセンサスとなっています（表2）[6]。逆にいうと「呼吸困難に対するモルヒネ使用は、呼吸抑制のリスクがある最終手段」と考えている限りは、呼吸困難の症状緩和はいつまでもガラパゴス化したままの恐れがあるのです。

具体的な呼吸困難へのオピオイド処方

呼吸困難に対するオピオイド処方は、以下のように考えます。

①がんの痛みに対して、すでにオピオイド鎮痛薬であるモルヒネ、オキシコドン、ヒドロモルフォンのいずれかを使用している場合

「現在使用しているオピオイドレスキュー薬を呼吸困難時にも使用」することを指示してください。また、必要に応じ、定時（持続）のオピオイドの1日量を＋30％増量してください。

> 処方例1：呼吸困難、咳が続くとき。オキノーム®（オキシコドン）散 2.5～5mg/回/内服。効果をみて、1時間空けて反復可。

> 処方例2：呼吸困難、咳が続くとき。（現在使用しているオピオイド）持続静注・皮下注1時間量（or 2時間量）早送り、15分空けて反復可。

ただし、フェンタニル貼付薬で症状緩和を行っている場合はフェンタニルは現在の知見では呼吸困難への効果が弱いと考えられているため、モルヒネ、オキシコドン、ヒドロモルフォンへの変更・併用（レスキュー薬として）をご検討ください。

②これまでオピオイド鎮痛薬を使用していないがん患者さんの場合

> 処方例（腎機能障害"なし"の場合）：オプソ®（モルヒネ塩酸塩水和物）5mg/回/内服。効果をみて、1時間空けて反復可。

> 処方例（腎機能障害"あり"の場合）：オキノーム®散（オキシコドン速放性製剤）2.5mg または ナルラピド®（ヒドロモルフォン速放性製剤）1mg。効果をみて、1時間空けて反復可。

③心不全、非がん性慢性呼吸器疾患、神経難病、重症感染症などがん以外の病態で呼吸困難が生じている場合(経口内服が可能)

　非がん性疾患において、オプソ®やオキノーム®散などの速放性オピオイドは保険適用上の問題で使用しづらいのが現状です。モルヒネ塩酸塩(モルヒネ)錠(10mg/1錠)は、がん患者に限った適応制限はなく非がん性疾患でも使いやすいのですが、適応症にある「激しい咳嗽発作時の鎮咳」も厳密には呼吸困難の保険適用ではありません。また「1回10mg」は呼吸困難への使用としてはやや過量になる可能性があり、導入にはおすすめしません。

　このような状況での打開策として、各病院で、モルヒネ塩酸塩末をご準備いただくことが、非がん性呼吸器疾患の緩和ケアには非常に有用です(院内製剤例:モルヒネ塩酸塩原末2.5mg/ +乳糖0.5gなどと決めて調剤するとよい)。「モルヒネ塩酸塩末5g/1バイアル」を施設で購入する必要はありますが、心不全や間質性肺炎、COPDの終末期など非がんの患者さんを受け入れている施設では、ぜひ院内調剤が可能になるよう、働きかけをお願いできればと思います。

> 処方例:(院内調剤)モルヒネ塩酸塩末2.5mg/ 回、1日2〜4回で開始。

　使用方法は、労作時の呼吸困難(dyspnea on effort)がメインの場合は、日常生活を送るうえで苦しさが出そうな30分前くらいに、予防的にモルヒネ塩酸塩末2.5〜5mgを1回内服するよう提案します。なお、慢性疾患による呼吸苦は、動けば常に苦しい(持続的)であることが多いため、日常生活動作(ADL)を支えるためには積極的に定時使用(速放性製剤1日2〜6回まで)を検討してください。

　なお、コデインは体内で1/6がモルヒネに代謝変換されますが、代謝経路の酵素活性に個人差が大きく効果が一定しないため、モルヒネの代替にはならず、積極的な使用は推奨されません(12歳未満の小児では禁忌)。

また、臨床的に腎機能障害がありモルヒネを使いづらい場合には、オキシコドンやヒドロモルフォンで代用します。これらはがん性疼痛の保険適用であることも事実ですが、腎障害下での安全な呼吸困難の緩和に必要な旨を症状詳記に書くなどして、個別に審査会に訴求すべきと考えます（審査会では一律ではなく、症例ごとに個別に判断されます）。

❹がん・非がん性疾患を問わず経口内服できない場合

> 処方例：
> ・モルヒネ塩酸塩 持続皮下・静注で5mg/日程度から開始し（腎機能障害、非がんで全身状態不良の際は 2.5mg/日〜）、10〜30mg/日まで増減。
> ・苦痛時（呼吸困難、痛み）、1〜2時間量早送り、15分空けて追加可。

　経口内服が難しいかたには、塩酸モルヒネ注の持続皮下注（または静注）を上記の量から開始しましょう。

　意識レベル低下時や呼吸回数＜8回/分の場合は、早送りを行わず、必要に応じて減量を検討しましょう。なお、オピオイド鎮痛薬を呼吸困難に対して使用する場合、痛みへのオピオイド使用よりも少ない量で効果がみられることが一般的です（表3）。

　痛みの場合と異なり、呼吸困難に対しては、ガイドライン上もオピオイドの使用量に上限の目安が示されています。モルヒネ製剤を基本とし、「なるべく早期に少量から」開始し、患者さんの満足度や生活の質改善をモニタリングすることが、呼吸困難に対するオピオイド使用のコツといえます。

抗不安薬・ステロイドはどう使う？

抗不安薬の併用は呼吸困難の緩和に有効！

　呼吸困難の緩和ケアに特徴的なのが、オピオイドと抗不安薬の併用です。冒頭にも述べたように、不安や緊張が呼吸困難の知覚入力（大脳皮質や扁桃体など）や、表出に密接に関与していることから、呼吸困難の緩和には

抗不安薬が有用な可能性があります。ただし、「まず抗不安薬」ではなく、呼吸困難の病態に対する治療的介入を検討することや、少量のオピオイド（モルヒネなど）の使用を優先するべきであるということです。

少量のオピオイドで改善しなければアルプラゾラムを追加

がん患者を対象とした無作為化比較試験においても、少量の抗不安薬（ミダゾラム）単独群とモルヒネ単独群と、両者の併用群を比較したとこ

表3　呼吸困難・痛みに対するオピオイド使用の比較

使用目的	呼吸困難	痛み
オピオイド選択	・モルヒネが推奨される ・オキシコドン、ヒドロモルフォンでも代替可 ・フェンタニルは推奨されない	・オピオイドの優劣はない ・モルヒネ、オキシコドン、ヒドロモルフォン、フェンタニル、メサドン、タペンタドールなどから、患者の状況に合わせて選択する
オピオイド投与量	・経口モルヒネ換算で10〜30mg/日を目安として増減。それ以上の増量は推奨されない ・心不全、間質性肺炎、ALSなど、非がん疾患にはモルヒネ塩酸塩末（院内製剤）を活用 　・モルヒネ塩酸塩末 2.5mg×4回/日など	・痛みの強さに合わせ、効果と副作用をみながら増量可。上限なし
併用薬	・抗不安薬、ステロイド（病態に合わせて） 　・アルプラゾラム（0.4mg）0.5〜1錠1日2〜3回。呼吸困難や不安発作時に1回追加可 　・ミダゾラム（10）1A＋生理食塩水7.6mL／計9.6mL。持続皮下注 0.1mL/時（2.5mg/日）〜開始。0.1→0.2→0.3→0.4mL/時（10mg/日）まで増量	・NSAIDs、アセトアミノフェン、鎮痛補助薬など
使用期間	・呼吸困難の原因病態が治療反応性の場合は中止できる ・難治性の場合は短い予後を示唆するため、いずれにせよ短期の使用になることが多い	・痛みは疾患の早期から生じるため、長期の使用になりがちである
注意点	・眠気、便秘は同様。痛み・呼吸困難ともに、オピオイド使用による予後の短縮、呼吸不全の進行（低酸素血症や高二酸化炭素血症）のエビデンスは認められていない ・また、オピオイドは鎮静目的や急変・死を前提で使用するものではなく、そのように説明しないことが重要である	

ろ、併用群が有意に呼吸困難の改善効果が高かったという報告[7]があります。また、がん以外の慢性心不全や呼吸器疾患、神経難病などでも、まずは少量のオピオイドを試すことをおすすめします。そのうえで呼吸困難が持続している場合は、アルプラゾラム（ソラナックス®）（0.4mg）0.5〜1錠／回、1日2〜3回（またはロラゼパム［ワイパックス®］0.5mg）を追加していただければと思います。

> 処方例：アルプラゾラム（0.4mg）0.5〜1錠／回、1日2〜3回（またはロラゼパム［ワイパックス®］0.5mg）。
> 呼吸困難や不安発作時に1回追加可。4時間空けて、1日4回まで。

　ご本人が「息が吸えない感覚でパニックになる」「どうしたらよいかわからない苦しさ」「常に苦しくなるのではないか不安で、ほかのことを考える余裕ももてないでいる」などといった状態にあることが問診で明らかな場合には、不安発作が呼吸困難に関係していると考え、より積極的に抗不安薬をおすすめください。

内服ができなければミダゾラムを少量から静注・皮下注

　なお、内服が困難な場合には、ミダゾラム（ドルミカム®）注をシリンジポンプを用いて少量から持続静注・皮下注で投与します。これは終末期の深い持続的鎮静とは区別し、眠気や不快感が上回らないよう、少量から調節しながら投与します。たとえばミダゾラム2.5〜10mg/日程度であれば呼吸抑制の心配は通常ありません。モルヒネなどとのオピオイドと併用することが原則ですが、まずは少量からの使用をためらわず検討していただきたいと思います。

> 処方例：ドルミカム®（ミダゾラム）（10）1A ＋ 生理食塩水7.6mL/ 計9.6mL 持続皮下注0.1mL/ 時（2.5mg/ 日）〜。
> 効果と眠気のバランスをみて（QOLへのメリットに合わせ）、0.1 → 0.2 → 0.3 → 0.4mL/ 時（10mg/ 日）まで増量。

ステロイドの併用

　コルチコステロイドについては、呼吸困難の理由が、がん性リンパ管症や腫瘍や炎症による気道圧迫・上大静脈狭窄など、抗浮腫作用での改善が

期待できる場合に併用を考えましょう。具体的には経口デキサメタゾン（デカドロン®）（またはデキサメタゾン〔デキサート®〕注）を3日使用し、効果があれば漸減し維持（なければ中止）します。不特定の呼吸困難に対してステロイドを併用することは大規模なRCT[8]により否定的な結果が出ていますが、臨床的には重要なオプションです。

酸素投与は有用でしょうか？

この質問も重要なテーマです。なぜなら、呼吸不全と呼吸困難は重なることもあり、重ならないこともあるからです（図4）。前向きの複数の介入研究により、酸素投与自体は、空気（送風）に比較して呼吸困難を直接的に改善する効果が乏しいこと、ただし血中酸素濃度の低下を認め、かつ呼吸困難がある患者さんには、有用である可能性が示されています。酸素療法は特に、低酸素血症が生じている心不全、COPD、重症肺炎などの際には治療の一環として使用されることは当然ですし、その結果として呼吸困難が緩和することは多く経験します。しかしこの場合も、原疾患の治療や酸素投与と並行して、患者さんの苦痛に合わせ、「少量モルヒネ±抗不安薬」の薬物治療を導入することをためらわず検討しましょう。

よく、「モルヒネは呼吸抑制が心配」という声をいただきますが、呼吸抑制はその前に意識障害（傾眠）をきたすことが前提であり、呼吸回数が必要以上に低下している際（＜8回／分など）に減量すれば問題はありません。

また、がんの終末期などで、ご本人が呼吸困難をあまり感じていない場合には、仮に低酸素があったとしても酸素投与が必須とはいえません。特に看取りが近い臨死期において患者さんの呼吸回数が多くなったり、努力様呼吸から下顎呼吸へ移行することなどがみられますが、こういった場合にはご本人の表情が穏やかであれば、「酸素の値が下がったから」という理由でのルーチンの酸素投与は必要ありません。循環不全や体内の代謝性アシドーシスを代償する影響で、呼吸回数は増えていても、必ずしも苦し

いとは限らないと考えられています。むしろ、現場では盲目的に酸素療法を実施することで終末期には機械的に酸素流量が上がり、気がつくとリザーバー10L/分でマスクを装着されているような場合がありますが、それが患者さんの安楽につながっているかというと、必ずしもそうではありません。自然な終末期においては「酸素投与は不要、もしくは経鼻カニューレ4L/分まで」などの限定した指示が望ましいと考えます。酸素投与のかわりに、送風や室温調整、気道分泌の減少、不安を和らげる説明などが有用なケアとなります。

　ただし、安静時の低酸素血症がなくてもご本人が呼吸困難を表出されている場合には、絶対に酸素が不要というわけではありません。発熱による酸素需要の増大や、代謝性変化の代償としての頻呼吸、労作時のみ呼吸が苦しい場合などでは、酸素飽和度が低下していなくても少量の酸素投与を検討してご本人が楽になったかをお聞きするとよいでしょう。

　このように、心肺疾患など低酸素血症が明らかな条件で呼吸困難が出現した場合を除き、酸素投与はあくまでも optional（任意）な選択肢の一つにすぎないと考えましょう（表4）。酸素投与により、ベッド上での寝たきりの生活を余儀なくされたり、口と鼻を覆う酸素マスクの装着が不快感（むしろ息苦しい）を高めたり経口摂取を阻害するというデメリットもありますので、これらのエビデンスに基づいて最適化した酸素療法をおすすめします。

表4 呼吸困難と酸素投与の推奨

低酸素血症の有無	呼吸困難あり	呼吸困難なし
低酸素血症あり	・原因疾患の究明と同時に適宜、酸素投与を開始し、効果をみて増減 ・適応に応じて、非侵襲的陽圧換気（NPPV）や高流量鼻カニュラ酸素療法（HFNC）なども検討 ・同時に「少量モルヒネ±抗不安薬」などの薬物治療を選択	・酸素療法の積極的適応なし ・COPDなどでは低酸素でも呼吸困難を感じにくい場合がある ・酸素投与はCO_2ナルコーシスのリスクに注意して、慎重に
低酸素血症なし	・酸素療法の適応なし ・送風などの看護ケア、「少量モルヒネ±抗不安薬」などの薬物治療を選択	・酸素療法の適応なし

NPPV：non invasive positive pressure ventilation、HFNC：high flow nasal cannula

呼吸困難の非薬物療法・ケアにはどんな方法がありますか？

「できること」の引き出しを増やそう！

　近年確立してきたエビデンスにより、呼吸困難への対応では、顔面への送風（欧州臨床腫瘍学会ガイドライン[9]では最優先）やリハビリテーション、看護ケアなど、非薬物療法で「できること」が多いということがコンセンサスになっています。特に"ケア"の引き出しを多くもっていることが、現場では非常に助けになります（表5）[2]。

非薬物療法・ケアはこんなに効果的！

　私は特に、①体位や姿勢の工夫、②口渇のケア、排便マネジメント、③気道分泌の減少（輸液の減量）、④送風・低めの室温・湿度、⑤リラクセーションを重視しています。

ねころんで読める緩和ケア

表5 呼吸困難への非薬物療法・ケア

非薬物療法	送風（卓上扇風機、うちわ）、鍼治療、アロマセラピー、音楽療法、リラクセーション
呼吸リハビリテーション	神経筋電気刺激、胸壁への振動刺激、歩行器の使用、呼吸法のトレーニング、口すぼめ呼吸、排痰の援助（ハッフィング）
栄養療法	咀嚼しやすく、喉越しのよいものを選ぶ、氷片を口に含むなど口渇を和らげる工夫、脂質を多くとる（COPD などによる体重減少を抑制）、分割食にする
環境整備	小まめに換気する、室温を低めに設定する、喫煙・香水などの刺激を避ける、すぐに使いたいものは手の届くところに置く（吸入薬、ナースコール、リモコンなど）、畳ではなく椅子で生活する（特に食事時）、頭より高いところに物を置かない、車椅子や便座の補高、玄関・階段・風呂場には手すりをつける
体位・動作の工夫	上肢をクッションで支える、洗髪や着替えでは呼吸を意識する、気道分泌に合わせた体位をとる、前開きの衣類を選ぶ、食器や洗面用具は軽いものにする
気道分泌の管理	予後が週単位と見込まれる場合は点滴の減量・中止（500mL/日程度）、分泌抑制薬（ブチルスコポラミン、スコポラミン軟膏）の処方、排痰しやすいよう水分摂取を促す
呼吸症状以外の緩和	排便管理、食欲不振への対応、排尿障害や尿失禁への気づき、口渇感の緩和、口腔ケア、脱水の予防
会話の工夫	短い返答で済む聞き方をする、手や表情で教えてもらう

（文献 2 より改変）

姿勢の工夫

体位や姿勢は、特に重要です。姿勢を工夫することで、横隔膜の動きが楽になるだけでなく、貯留している痰や気道分泌物が排出しやすくなったり、上がりにくくする効果があります。

口渇のケア〜口腔カンジダにも要注意

酸素投与をしている場合、特に口渇がつらい症状になります。また、呼吸困難から交感神経が緊張し、口渇が悪化することもあるのです。

また、息苦しさや呼吸のしづらさを表出される患者さんは、口腔カンジダ症が生じている場合も多くあります。診察する際に、口腔内、嗄声や声の変化の有無をチェックしましょう。実は嗄声にもいろいろで、息苦しさ

129

のある患者さんに「前と比べて自分の声が変わった感じしませんか？」と聞き、もし「そうですね、声もあまり出なくて」と話しているようでしたら、半回神経麻痺だけでなく、口腔カンジダ症の有無をチェックしてください。

カンジダでは口腔内の白苔（偽膜）付着が有名ですが、その部位は舌だけでなく、頬粘膜と軟口蓋、硬口蓋を注意してみます。白苔はない場合も全体的に赤く腫れぼったい色の口腔所見や、口角が切れている（口角炎）場合もあり、舌苔がなくともカンジダ性口内炎の場合があります。

実際に口腔カンジダを発見して治療を積極的に行ったことで、「息苦しさも改善した」というかたはまれではありません。カンジダは口腔内だけでなく、咽頭から声帯周囲、また食道に広がり、食欲不振、味覚障害だけでなく、嚥下障害や吐き気にもつながっていることが多いため、口渇のあるかたは、「必ず口の中」を見ていただければと思います。

送風や環境調整

わが国からの研究[10]がきっかけとなり、特にがん患者さんでは「送風」のエビデンスが高いことが国際的に知られています。上半身（顔など三叉神経領域）を含む部位に風を送ることで呼吸困難感を改善するのです。これは米国臨床腫瘍学会（ASCO）など海外の呼吸困難ガイドラインで薬物療法よりも優先して記載されています。

皆さんも、お風呂上がりに扇風機で風を浴びると「気持ちいい！」と感じるのではないでしょうか。ぜひ、患者さんの部屋に扇風機（卓上や手持ちのものも）を置くことをすすめましょう。

リラクセーションや排便時の負担軽減も、呼吸困難には非常に有用です。仮に低酸素血症があっても、送風や環境調整などのケアを最大限に活用し対応することは理にかなっているのです。

②消化器症状
   ～尊厳を保ち、回復するために～

嘔気・嘔吐の緩和ケア

嘔気・嘔吐のもたらす全人的な苦痛

　嘔気（nausea）は、最も患者さんの苦痛が強い症状の一つです。私たちが普段経験する吐き気といえば、二日酔いや、胃腸炎に伴うもの、車酔い、妊娠悪阻（本当につらいものと想像します）によるものなど、ある程度は原因がわかっており、期間も限定されているものが多いかと思います。また、ある日突然に発症した吐き気では、消化管閉塞や、頭痛を伴う際の脳出血、心筋梗塞・大動脈解離など、生命にかかわるさまざまな急性疾患を考えます。

　しかし、そういった短期間、急性の病態ではなく、長期にわたる疾患やその治療・原因がわからない（説明されていない）嘔気に向き合うことは、患者さんやご家族にとってどのような意味をもつでしょうか。つらい嘔気と嘔吐が続くなかで「つらさに絶望した」「人に会いたくなくなった」「もうどうだっていいやって思った」という、患者さんの言葉を思い出します。

　がん患者において嘔気の有病率は 30～70％ と報告[11]されており、きわめて一般的な症状です。しかし、いかにがん医療や支持療法が進歩しても、依然として嘔気は抗がん薬の副作用として恐れられるものの代表でもあります。

　嘔気・嘔吐は身体的な苦痛であると同時に、生活の支障を増し、不快な臭いや嘔吐物で周囲を汚してしまうなど、他者との交流や社会的な関係性も大きく損ないます。それは、人間の自尊感情や根源的な価値を脅かす全人的な苦痛（total suffering）なのです。そんななかで、「病気だからしかたない」「治療のためにはしかたない」「自然に治るだろう」と我慢してい

る患者さんやご家族は多くいらっしゃいます。また私たち医療従事者も、患者さんの嘔気・嘔吐はしかたのないこととして、放置したり旧態依然とした対応に終止したりすることも多いのではないでしょうか。

「吐き気ゼロ」実現を目指そう

残念ながら、特にがんの終末期には、私たち緩和ケア医も対処に悩むような難治性の嘔気も存在します。しかし患者さんは、たとえ根治が難しくとも、吐き気で苦しんでいる自分に向き合って手を差し伸べてくれた担当の医師・看護師のことを、忘れないのではないでしょうか。

病気を抱えて生きていく患者さんやご家族に対し、医療従事者が「吐き気ゼロ」を目標に掲げていく姿勢は、医療従事者と患者さん・ご家族との信頼関係を特に高めるものと思います。「今日の夜、○○さんが吐き気に悩まされて眠れないことがないようにしよう！」という医療チームの挑戦は、理想論や絵空事ではなく、嘔気・嘔吐の緩和ケアに関する一定の知識とルールがあれば、十分に実現可能な目標なのです。

これらの目標をチームで共有できるよう、以下の内容を学んで現場で実践していただければと思います。

嘔気の機序に合わせた症状緩和を！

「プリンペラン® 一択」を卒業しよう

まず、嘔気・嘔吐についての基本的な知識を整理しましょう。

緩和ケアの現場で嘔気の機序として、最も一般的に考えられるものは、胃や十二指腸、小腸、大腸など消化管に由来する嘔気と思われます。食事や糞便、消化液などからなる消化管内容の停滞や圧上昇が、嘔気を起こしているという考えです。

このような場合は、まず消化管の内容物の排泄遅延がないかを確認し、もし停滞があれば、消化管の蠕動を促進する方法が理にかなっているとい

えます。薬剤ではメトクロプラミド、ドンペリドンなどがそれにあたります。「吐き気といえば、プリンペラン®（メトクロプラミド）」ですよね。

しかし、臨床で多く出会う吐き気は、そのような一筋縄でいかないものが多くあります。「吐き気時、プリンペラン®1A静注」の指示でも吐き気が落ちつかない場合、患者さんが皆さんに期待することはなんでしょうか？ それは、機序により適切にフィットした制吐薬の選択です。皆さんには、次項を参考にしていただき、明日から「吐き気といえばプリンペラン®一択！」を卒業していただけることを願ってやみません。

嘔気と嘔吐の発生機序

表6 [12] に、嘔気と嘔吐の発生機序についてまとめます。呼吸困難と同様、不明な点はまだ多いのですが、嘔気に強く関連する部位として延髄背側網様体に嘔吐中枢（vomiting center；VC）が存在します。ここが刺激されると、迷走神経、交感神経、横隔膜神経、脊髄神経などを介して胃の上部（噴門部）が弛緩し、下部（幽門部）が閉鎖されて胃が「逆蠕動」を生じ、さらに横隔膜や腹筋が強く収縮することで、意図せずに胃内容物や胃液が排出されること（嘔吐）になるのです。

この嘔吐に至る前の、胃内のものを吐き出したいという切迫した要求が、嘔気と考えられます。嘔気は主観的な感覚であり、「むかつく」「胸やけ」「気持ちが悪い」「吐きそう」「おえっとなる」などと表現されます。大雑把に言えば、嘔気を「嘔吐に至らないけれど、もうちょっとで吐きそう」な感覚と考えると、嘔吐中枢への入力刺激を抑制することが症状緩和につながると考えてよさそうです。

この嘔吐中枢を制御する神経伝達には、「4つの経路」が存在し（**図5**）、それぞれに選択的な治療戦略があります。それぞれの経路を通る神経伝達物質を押さえ、それに拮抗する薬剤を選ぶことがポイントです（**表7**）。

133

表6 がん患者における嘔気・嘔吐の原因

末梢・消化器系	消化管運動の異常	腹水、肝腫大、腫瘍による圧迫、腹部膨満、がん性腹膜炎、肝被膜の伸展、尿閉、後腹膜腫瘍、放射線治療、早期満腹感
	消化管運動の低下	便秘、消化管閉塞
	消化管運動の亢進	下痢、消化管閉塞
	薬物による消化管への影響	消化管を刺激する薬物（アスピリン、NSAIDs）、抗菌薬、アルコール、鉄剤、去痰薬
	内臓刺激	腹部・骨盤臓器の機械的受容体刺激、肝・消化管の化学受容体刺激
化学的	薬物	オピオイド、ジゴキシン、抗けいれん薬、抗菌薬、抗真菌薬、抗うつ薬（選択的セロトニン再取り込み阻害薬〔SSRI〕、三環系抗うつ薬）、化学療法
	悪心・嘔吐の誘発物質	感染（エンドトキシン）、腫瘍からの誘発物質
	代謝異常（電解質異常）	腎不全、肝不全、高カルシウム血症、低ナトリウム血症、ケトアシドーシス
中枢神経（前庭系を含む）、心理的	頭蓋内圧亢進	脳腫瘍、脳浮腫
	中枢神経系の異常	細菌性髄膜炎、がん性髄膜炎、放射線治療、脳幹の疾患
	心理的な原因	不安、恐怖
	薬物による前庭系への影響	オピオイド、アスピリン
	前庭系の異常	頭位変換による誘発（メニエール症候群、前庭炎）、頭蓋底への骨転移、聴神経腫瘍

SSRI：selective serotonin reuptake inhibitors
（日本緩和医療学会ガイドライン統括委員会編：がん患者の消化器症状の緩和に関するガイドライン 2017年版. p.17, 金原出版, 2017より引用改変）

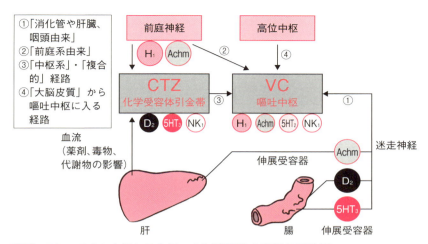

図5 嘔気・嘔吐の末梢から中枢への伝達経路と神経伝達物質

[神経伝達物質] D_2：ドパミン、H_1：ヒスタミン、Achm：アセチルコリン、$5HT_{2,3}$：セロトニン
VC：vomiting center（嘔吐中枢）、CTZ：chemoreceptor trigger zone（化学受容体引金帯）

表7 嘔気の機序と臨床症状に合わせた薬剤選択／作用する受容体①

嘔気の機序	臨床症状	選択する薬剤	一般名（商品名）	D_2拮抗	H_1拮抗	Achm拮抗	$5HT_2$拮抗	$5HT_3$拮抗	$5HT_4$作動
消化管蠕動低下	食後に増悪 便秘	消化管運動亢進薬	メトクロプラミド（プリンペラン®）	++				+	++
			ドンペリドン（ナウゼリン®）	++					
化学療法	化学療法後に悪化	セロトニン（$5HT_3$）拮抗薬	オンダンセトロン（ゾフラン®）					+++	
前庭神経刺激	動くと悪化するめまいを伴う	抗ヒスタミン薬（ヒスタミンH_1受容体拮抗薬）	ジフェンヒドラミン（トラベルミン®）		++	+			
			クロルフェニラミン（ポララミン®）		++	+			

（次ページへ続く）

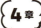

表7 嘔気の機序と臨床症状に合わせた薬剤選択／作用する受容体②

嘔気の機序	臨床症状	選択する薬剤	一般名（商品名）	D₂拮抗	H₁拮抗	Achm拮抗	5HT₂拮抗	5HT₃拮抗	5HT₄作動
消化管運動亢進	蠕動痛を伴う	消化管運動抑制薬	ブチルスコポラミン（ブスコパン®）			+++			
化学受容体（CTZ）・複数受容体の刺激	持続的な嘔気・嘔吐／オピオイド血中濃度で増悪	ドパミン受容体拮抗薬	ハロペリドール（セレネース®）	+++					
	原因が複数、もしくは同定できない	複数の受容体を同時に拮抗する薬剤	プロクロルペラジン（ノバミン®）	++	+	+			
			オランザピン（ジプレキサ®）	++	++	+	++	++	
			ペロスピロン（ルーラン®）	++	++	+	+		
			クロルプロマジン（コントミン®）	++	++	+			
			レボメプロマジン（ヒルナミン®）	++	+++	++	+++		
不安・予期性、中枢性の機序	脳圧亢進症状・予期不安に伴う嘔気	脳圧改善薬・抗不安薬	脳浮腫を伴う場合には脳圧降下薬（グリセリン、イソソルビド〔イソバイド®〕）やステロイドも併用する。予期性嘔吐や不安が関与している嘔気にはアルプラゾラム1.5〜3錠/日またはロラゼパムを併用する。ミダゾラムは少量0.5〜1mg/時で持続投与をすることで脳圧亢進に伴う嘔気が改善したとの報告[13]もある						

嘔気の神経伝達経路① 消化管

消化管運動亢進薬

　まず末梢性の機序としては、消化管や肝臓、咽頭由来の嘔気です。

特に、消化管蠕動は消化管内圧の上昇をもたらし、それが機械的刺激として伸展受容器を介して中枢に伝達します。それに対し、メトクロプラミド（プリンペラン®）、ドンペリドン（ナウゼリン®）は、いずれもドパミン（D_2）受容体拮抗薬を使用することで消化管蠕動を促進し、内容物を排出することで消化管の内圧を低下させます。

セロトニン（5HT₃）拮抗薬

抗がん薬や放射線治療の際に、消化管粘膜が傷害されると腸管クロム親和性細胞からセロトニン$5HT_3$が産生され、迷走神経刺激を介して嘔吐中枢に刺激が入力されます。それに対し、抗がん薬の制吐薬として使用される$5HT_3$拮抗薬は消化管分泌されるセロトニンを抑制し、嘔吐中枢への入力を抑制してくれます。

消化管運動抑制薬（抗コリン薬）

当然、消化管閉塞がある場合には強く伸展受容器を介した機械的刺激が中枢に嘔気を伝えます。その場合にいつものように「プリンペラン®1A静注」を続けていると、本来は腸管内容物を排泄促進し内圧を下げるのに有用なD_2受容体拮抗薬＝消化管蠕動促進薬が、逆に内圧を高めてしまいます。その際は思い切って逆の方策をとり、抗コリン薬であるブチルスコポラミン（ブスコパン®）を使用することで腸管蠕動を抑制し、消化管内圧がそれ以上に上昇させないことも制吐作用につながります。もし腹膜播種で嘔吐（仮に吐くものがなくても）を続けている苦しい患者さんをみたら、プリンペラン®を中止してブスコパン®を試すことを「次の一手」としてください。

嘔気の神経伝達経路② 前庭系

少しでも動くと気持ち悪いときは抗ヒスタミン薬を！

　第二に、めまいや船酔いなどのときに生じる「前庭系由来」の嘔気があります。

　船酔いや車酔いを経験したことのあるかたは多いと思いますが、その場合には少しでも動くと嘔気が悪化しますね。この前庭器の刺激にはヒスタミンが大きな役割を果たします。したがって、めまいや浮動感、少しでも動くと誘発される嘔気には、船酔いや車酔いに使われるヒスタミンH_1受容体拮抗薬（ジフェンヒドラミン〔トラベルミン®〕やヒドロキシジン〔アタラックス®-P〕など）が効く可能性が高いです。皆さんは、「でも船酔いとか車酔いの薬なんて、大したことないよね」と心の中で思われないでしょうか。しかし、これは実は臨床で非常に有用性の高い薬剤なのです。

抗ヒスタミン薬を使用するとよいタイプの嘔気

　抗ヒスタミン薬が有用な嘔気を見抜くポイントがあります。一つは悪性腫瘍の髄膜転移、小脳転移など、直接的に内耳や前庭器・三半規管に病気の影響がある場合です。

　ただ、そのような直接的な前庭器障害が嘔気の原因になっていることは、多くはありません。それ以外に「前庭系が過敏になっている」徴候を見つけることが重要です。たとえば「気持ち悪くて動けない」「ベッドで丸まっている」「ベッドの柵に触れる（ベッドサイドで話す私の悪い癖ですが）くらいの軽い振動でも嘔気が出そう」「いまは声を聞くのもいや。そっとしておいて欲しい」という患者さんは、元の原因が消化管由来であっても、二次的に前庭系や迷走神経が緊張しやすい状態が続いています（心身医学的には、器質的前庭疾患を有さない人でも、めまい症が長期にわたる人には不安への介入で改善する傾向があります）。

そのため、嘔気という強い苦痛が持続しているかたにはヒドロキシジンなどの抗不安作用をもつ薬剤を併用することは、理にかなっているのです。

ほかに、「生唾が上がってくる」「胸焼けがする」「冷や汗がでる」などの嘔気のかたにも抗ヒスタミン薬が有用なことが多くあります。食道がんや、胃噴門部がん、咽頭がんなど、比較的上部の狭窄があるかたでは、直接的に迷走神経が刺激されるため「いつもガーグルベースンを抱え、唾を吐いている」ような状態になりやすいのです。このような患者さんには抗コリン薬であるブチルスコポラミン（ブスコパン®）だけでなく、ヒドロキシジン（アタラックス®-P）25mg・1A＋生理食塩水100mLの点滴を試す価値があると思います。これは抗ヒスタミンと同時に抗ムスカリン作用も有していますので、「唾をぺっぺっと出している」「常に気持ち悪く、不安が強い」かたには有用な場合が多いのです。

オピオイド開始・増量時の嘔気にも抗ヒスタミン薬を！

最後にもう一つ、嘔気に抗ヒスタミン薬の活躍する場面があります。それは、モルヒネなどのオピオイドを開始・増量したときに気持ち悪くなった、というかたです。実はオピオイドは、次に述べる化学受容体引金帯（chemoreceptor trigger zone；CTZ）に作用するだけでなく、ヒスタミンの遊離作用もあるのです。そのため、オピオイドを開始した初期や増量した際に前庭系が刺激され、車酔いや船酔いに似た嘔気が生じることがあります。その際はジフェンヒドラミン（トラベルミン®）やクロルフェニラミン（ポララミン®）などのヒスタミンH₁受容体拮抗薬を試してみてください。メトクロプラミド（プリンペラン®）やドンペリドン（ナウゼリン®）と併用してもよいですし、「気持ち悪くなったらこれを飲んでください」とお守り的に処方しておくことも有用です。外来や在宅でも、バスや自家用車に乗って来る人などに、「ひょっとして気持ち悪くなります？」と聞いて処方すると、とても喜ばれます。

抗ヒスタミン薬をもっと活用しよう！

このように抗ヒスタミン薬は「プリンペラン®ではない制吐薬」として、必ず押さえておいてほしい薬ですが、留意すべき副作用として、眠気やせん妄を生じることがあります。開始後の眠気が不快な場合やぼんやりしている際には、中止や減量を患者さんやスタッフが選べるようにしましょう。一方で、ドパミンD_2受容体拮抗薬で注意が必要な「錐体外路症状」は生じません。この点からも、副作用が心配な人には比較的使用しやすい「吐き気止め」です。ぜひ明日からご提案ください。

嘔気の神経伝達経路③　化学受容体引金帯

CTZ を介した中枢性嘔気の機序

第三に、嘔気対策で重要なのは「中枢性」・「複合的」経路です。

第四脳室底部の最後野（area postrema）にある神経部位である「化学受容体引金帯（CTZ）」は、血中に薬物や代謝産物が入ってくると「これはおかしい」と検知して、嘔吐中枢に伝達する役割を担っています。CTZは万一、体内に毒性のある物質が入って（または生成されて）も、それを検知して外に排出することができる検問所の役割を担っているのです。このCTZから嘔吐中枢を刺激する神経伝達物質は、ドパミン（D_2受容体）、セロトニン（$5HT_3$受容体）、サブスタンスP（NK_1受容体）などです。

具体的には、オピオイドやジギタリス、抗がん薬などの薬剤の処方後（増量後）や、肝腎機能の悪化など、体内に不要な物質が蓄積してきた場合に一致した嘔気は、このCTZを介した中枢性嘔気と考えます。

中枢性嘔気の治療

原因薬剤の変更・中止

治療としては、まずは、その物質や薬物の血中濃度を低下させる治療が

有効です。原因が薬剤であれば当該薬剤を変更・中止し、高カルシウム血症などの電解質異常であれば、ビスホスホネートやデノスマブを使います。オピオイド開始後であれば、減量や中止のほかにフェンタニル貼付薬に変更するのも一案です（フェンタニルは、ほかのオピオイドに比べ、嘔気や眠気、便秘の副作用が少ないため）。また、尿毒症性の変化には、透析が必要な患者では腎代替療法（血液透析など）で可能な限りの正常化を図ることがいちばんの対処になります。細菌性の変化（菌血症）であれば抗菌薬、炎症性サイトカインの関与にはステロイドなど、原因治療が有用です。これらの原因への対処を常に考えることは呼吸困難の場合と同様に重要です。

ドパミンほか複数の受容体に拮抗する薬で神経伝達を抑制

とはいえ、すぐに薬剤を中止・減量できない場合もあり、CTZ周囲で原因物質の血中濃度を下げるだけでなく、CTZと嘔吐中枢に関与する神経伝達を抑制する薬剤を考える戦略が必要です。まずは、D_2受容体を遮断する薬剤として、ハロペリドール（セレネース®）や、プロクロルペラジン（ノバミン®）、クロルプロマジン（コントミン®）、レボメプロマジン（ヒルナミン®）などの抗精神病薬があります（**表7**）。

これらは非常に有用である一方、神経遮断薬でもあるため、寡動や無動、表情低下、仮面様顔貌、アカシジアなどの薬剤性錐体外路症状（extrapyramidal symptom；EPS）を高率にひき起こします。特にセレネース®、ノバミン®は、D_2受容体選択性が高いため要注意です（食欲不振で処方されることがあるスルピリド〔ドグマチール®〕も）。これは決してまれなものではなく、よく聞くと「最近、口が回らない」「まばたきが少ない」などの変化が、薬剤の副作用とは気がつかれずに患者さんを苦しめていることは非常に多いのです。

オピオイド誘発性嘔気・嘔吐（OINV）にはオランザピン（ジプレキサ®）

ちなみに、近年日本で行われたオピオイド誘発性嘔気の予防的制吐薬としてプロクロルペラジン（ノバミン®）の効果を調べたプラセボ対照比較試験では、同薬は効果が乏しいことが報告されています[14]。そのため、現在ではオピオイド誘発性嘔気・嘔吐（opioid-induced nausea and vomiting；

OINV）に対して、オランザピン（ジプレキサ®）2.5mg・夕1回を第一選択とする緩和ケア医が多いと思います。オランザピンはD_2受容体だけでなく、H_1受容体、$5HT_3$受容体など、複数の受容体を遮断してくれるので、オピオイドをはじめとする複合的な要因の存在する嘔気に対し非常に「成功率の高い」治療になります。

　日本では糖尿病患者さんではオランザピンは使用禁忌のため、比較的受容体プロフィールが近い、ペロスピロン（ルーラン®）がその代替になります。半減期が比較的短く、翌日に残りにくいため、眠前1回の内服で開始するのがよいかと思われます。また、糖尿病がある患者さんの制吐目的にアセナピン（シクレスト®舌下錠）を用いて有効だった報告[15]があり、知っておくとよさそうです。

困ったら、複数の受容体に作用する拮抗薬を！

　複数の病態（全身状態が悪い、中枢神経浸潤、消化管閉塞でどうにも苦しい）が複雑に関与している患者さんには、複数の受容体を拮抗するオランザピン（ジプレキサ®）、クロルプロマジン（コントミン®）、レボメプロマジン（ヒルナミン®）などの使用をおすすめします。

　嘔気に困ったときには、これらの薬剤を積極的に処方しましょう。CTZは、解剖学的に「血液脳関門（blood-brain barrier；BBB）の外」にあり、本来は生体を守るための国境の検問所のような場所です。そこで生じる嘔気には、中枢での仕事に慣れた、しかも多方面に活躍できる助っ人を送り込むのです（特に強力なのはオランザピン、クロルプロマジン、レボメプロマジンです。きっとよい仕事をします！）。

嘔気の神経伝達経路④　大脳皮質

不安による嘔気には抗不安薬を

　最後、嘔気の第四経路は情動を司る「大脳皮質」から嘔吐中枢に入る刺激です。

誰しも極度の緊張で気持ちが悪くなるような経験は、少なからずあるのではないでしょうか。これは呼吸困難の場合と似ていますが、実はその機序はよくわかっていません。大脳皮質からの精神的な緊張や不安・恐怖などの刺激を受けて、GABA受容体の刺激を介して生じると考えられていますが、この不安や緊張を和らげる方策として抗不安薬を使うことが有効な場合があります。

典型的なのは、化学療法による強い嘔気を経験した患者さんにみられる「予期性嘔吐」です。以前に強い副作用を経験した患者さんは、「また抗がん薬か……」と思うだけで、次回投与前、また早期から強い嘔気を感じるのです。このようなタイプの嘔気にはGABA受容体拮抗薬であり抗不安薬でもあるアルプラゾラム（ソラナックス®）やロラゼパム（ワイパックス®）が有用です。

脳転移による嘔気には脳圧降下薬を

脳内の病変や髄膜播種、脳圧亢進などの機械的刺激によって嘔吐中枢が刺激されることも、がん患者ではまれではありません。この場合は、脳圧を下げる浸透圧性利尿薬や、手術（腫瘍摘出術、脳室腹腔内シャントなど）、神経自体の浮腫を軽減するためのコルチコステロイドなどが有用です。

転移性脳腫瘍に起因する難治性嘔気・嘔吐へのミダゾラム使用

こういった減圧のための治療が可能な場合や、奏効する場合ばかりではありません。最近、報告されたわが国の興味深い臨床実践では、転移性脳腫瘍に起因する難治性の嘔気・嘔吐の患者さんに抗不安作用を有するミダゾラム（ドルミカム®）を少量持続投与して症状を緩和できた、という報告[13]があります。「ミダゾラム？　鎮静をするってこと？」と思われるかたもおられるかと思いますが、実際には呼吸困難の際と同様、症状を緩和する目的で調節するもので、「眠らせる」深い持続鎮静とは分けて理解する必要があります。この方法の科学的な検討はこれからですが、実際に難治性の嘔気・嘔吐で悩む患者さんと医療従事者には福音となる報告ではな

いでしょうか[13]。

嘔気・嘔吐の症状緩和のコツは「複数選択肢での包括的指示」を運用しよう!

　このように非常に頻度の高い苦痛である嘔気については、消化管、前庭系、化学受容体引金帯、大脳皮質の大きく4つに分けた経路をしっかりと押さえることで、対応することが可能です。しかし現実には、どの患者さんにどの吐き気止めを使ったらいいのかは「使ってみなければわからない」ことが多いです。

　そんなとき医師は看護師や薬剤師を信頼して、嘔気時の症状緩和の予測指示で「複数の選択肢」を準備すると、現場はずいぶん変わります。看護師は医師からの包括的指示によってその場での臨機応変な対応が可能になり、「どの薬剤をどれだけ使用すると症状が和らぐか」を確認して、定時使用につなげることができます。

　これらの予測指示は、「①…②…③…」という順番ではなく、その場で最適と思うものを看護師が選ぶのです。もちろん多くの緩和ケア病棟などでは一般的なこの指示も、慣れていない病棟やチームで急に実施することは困難です。つまり、医師だけでなく看護師も、嘔気の機序やそれぞれの薬剤の特徴、さらにその患者さんのニーズを学ぶ必要があり、ある程度のマニュアルを作ってトレーニングをする期間は必要なのです。

　しかし、現場での「包括的指示」の運用は、患者さんへの柔軟かつ最適な症状緩和が可能になるというメリットがあるほかに、薬剤の選択に関するタスクシフティング（業務移行）として医師の負担軽減にもつながります。病棟単位で勉強会を行うなどの事前準備は必要ですが、この部分は医師も交えてぜひ組織単位でのステップアップ目標としてトライしてみていただきたいところです。

　参考として、ある病院の緩和ケア病棟での包括的指示の例を紹介します（）[16]。

ねころんで 読める緩和ケア

表8 嘔気時の包括的指示の例（医師の指示のもと看護師の判断で使用する）①

■嘔気・嘔吐時の包括的指示（例）
・プリンペラン®1A+ 生食 50mL 点滴 1 日 3 回まで 皮下点滴可
・アタラックス®-P 25mg1A+ 生食 50mL 点滴 1 日 3 回まで 皮下点滴可
・セレネース®5mg0.5A+ 生食 50mL 点滴 1 日 2 回まで 皮下点滴可
・コントミン®注 10mg0.5〜1A+ 生食 50mL 点滴 1 日 3 回まで 皮下点滴可
・ナウゼリン®坐剤 60mg 挿肛
・オランザピン口腔内崩壊錠 2.5mg1 錠内服 ※糖尿病既往禁忌

メトクロプラミド（プリンペラン®）・ナウゼリン®（ドンペリドン坐剤・錠）
【効果】消化管を動かすことで嘔気を軽減させる
【適応】「胃もたれ」に近い吐き気。食欲がない、少し食べただけでおなかがいっぱいになる、胃もたれする、などの表出がある場合。胃がん、大腸がん、腹膜播種、肝転移による胃の圧迫のような消化管動きが悪くなる疾患では食前に使用し、効果をみて 1 日 3 回程度使用
【注意】腸閉塞の場合は使用しない（蠕動痛の悪化、穿孔のリスク）。腸閉塞がなくても、使用後の蠕動痛に注意する
錐体外路症状（パーキンソン様症状、アカシジアなど）に注意→漫然と使用しない（ナウゼリン®の方がメトクロプラミドより錐体外路症状は少ない）

アタラックス®-P（ヒドロキシジン）
【効果】抗ヒスタミン作用と抗コリン作用で嘔気を軽減させる
【適応】「乗り物酔い」の吐き気。生唾の上がるような吐き気。少し動くと出現する吐き気。車酔い、船酔いのような吐き気。食道がんや上部の胃閉塞などで常に唾液を吐いているようなかたに有用（ブスコパン®も効果あり）。脳腫瘍、髄膜播種、頭頸部がんなど中枢神経に病変のあるかた
【注意】抗ヒスタミン作用で眠くなる（抗不安作用もある）。抗コリン作用によるせん妄に注意する

セレネース®（ハロペリドール）
【効果】中枢神経のドパミン受容体に働いて嘔気を軽減させる
【適応】「二日酔い」のような嘔気。血中の電解質異常（高 Ca、低 Na など）、肝不全、腎不全による尿毒症などで生じる嘔気。薬剤（オピオイドなど）による嘔気
【注意】重症心不全、パーキンソン病、レビー小体型認知症では禁忌。
錐体外路症状（パーキンソン様症状、アカシジア、ジスキネジアなど）に注意→漫然と使用しない。催眠作用はないので、吐き気があるが眠くなるのは避けたい場合（眠ったほうが楽な場合はコントミン®を使用）

オランザピン OD 錠、ジプレキサ®
【効果】複数の受容体に拮抗し嘔気を軽減させる。2.5〜5mg/ 眠前 1 回で使用。眠気が強いので、不眠にも対応できる
【適応】プリンペラン®やアタラックス®-P で改善しない、複合的要因による嘔気
【注意】糖尿病患者では禁忌。その場合はルーラン®（ペロスピロン）1 錠を使用する。作用時間が長いので日中の眠気に注意する

（次ページへ続く）

145

> **表8** 嘔気時の包括的指示の例（医師の指示のもと看護師の判断で使用する）②
>
> コントミン®注（クロルプロマジン）
> 【効果】複数の受容体に拮抗し嘔気を軽減させる。鎮静作用も有する
> 【適応】「難しい吐き気」プリンペラン®やアタラックス®-P で改善しない、複合的要因による嘔気で、うとうとしても制吐作用がメリットとなる患者
> 【注意】血圧低下（末梢血管拡張作用）するため 5mg は 30 分以上かけて、10mg は 1 時間以上かけて点滴（初回は 2 時間程度かけてもよい）。抗ヒスタミン作用が強く、眠気が出るため、一時的な鎮静効果が許容できる状況で使用する（少しうとうとした方が楽かどうか相談する）。持続的な強い吐き気の場合は、持続静注や持続皮下注を検討する。持続皮下注射の場合、穿刺部が硬結しやすいのでよく観察する
> コントミン®がない場合、ヒルナミン®注（レボメプロマジン）はコントミンと同様の複数の受容体に拮抗する抗精神病薬だが、より鎮静作用が強い。ヒルナミン（25）0.1A-0.2A を生食 100mL に溶解しゆっくり点滴することで、強い制吐作用が期待できる。内服ではヒルナミン®細粒 5mg/ 回として眠前 1 回程度から開始するとよい。コントミン®の内服の場合はウインタミン®細粒 10mg/ 回として 1 日 3 回程度から開始するとよい
> コントミン®注は 0.5％/10mg/2mL と、1％/50mg/5mL の規格があることに注意する

（文献 16 より引用・改変）

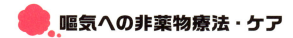

嘔気への非薬物療法・ケア

嘔吐後の環境整備・対応

　嘔気への非薬物療法としては、嘔気の誘因となる臭気（特に香りが強いものなど）への対応が有用です。換気や脱臭などに配慮し、嘔吐物の臭いがさらに嘔気を悪化させないよう洗面器やティッシュなどを近くに置き、汚染したものは速やかに片付けるとよいでしょう。

　まさに嘔吐している患者さんには、嘔吐中に背中をさすることや、じきに治まることを保証する声かけなどで不安を軽減することが有用です。すぐに口をすすぐことができるように水を準備しましょう。本人の自尊心に配慮しつつ、嘔吐物をさりげなく手際よく片付けてさしあげることが、本人にとって大変好ましかったという報告[17]があります。

嘔気のある患者さんの食事

　嘔気のある患者さんには、食事は流動食や消化のよいものを少量だけ提

供すること、炊き立ての米飯は匂いが立たないよう冷ましてからの配膳や、素麺、シャーベットなどの選択も有用です。嘔気で食事を見るのもつらい場合には、一時的に配食を止め、好みの食事は持ち込みを許可することも一案です。

また、食後すぐに仰臥位にならず、坐位や側臥位などの姿勢で30分程度安静を守ると、嘔吐・逆流の誘発が避けられる場合があります。

リラクセーションの促進

嘔気に対して不安を和らげ、リラクセーションを促進する対処はとても有益な個別性の高いケアです。一般には嘔気のある患者さんには匂いや香りは避けるべきと考えますが、なかにはお気に入りの香水やアロマ、コーヒーの香りで落ちつく、というかたもおられます。

また、後頸部や頭部を冷やすことも嘔気の改善につながります。衣類は、腹部や胸部が締め付けられるようなものは避けるようにします。

こちらからの提案だけでなく、ご本人やご家族も交えて話し合い「環境・ケア」の面でより安楽を促進する方法を考えていきましょう。

腹水への対応：利尿薬 vs 腹水穿刺？

緩和ケアの現場で腹水がよくみられる理由

緩和ケアの現場では「おなかが張って苦しい」と話される患者さんは非常に多く、腹部膨満による苦痛が嘔気に重なっているかたも多いです。原因は、腫瘍による消化管閉塞、腹膜播種、転移性肝腫瘍などによる内圧の上昇のほかに、「悪性腹水（malignant ascites）」による腹水貯留が多くみられます。卵巣がん、大腸がんにおいては半数を超える患者さんで認められるため、臨床での対応は日常的なものです。

腹水は、肝硬変や心不全などの非がん疾患でも多くみられる症状ですが、なぜ生じるのか考えてみましょう。一つ目は、肝硬変、転移性肝腫瘍など、

門脈圧の上昇を伴う病態に伴い「門脈圧亢進」による「漏出性」腹水を生じる機序、2つ目は、がん患者さん（卵巣、子宮、大腸、肝臓、膵臓がんなど）に多い「腹膜播種」において、腫瘍細胞から産生される血管内皮増殖因子（vascular endothelial growth factor；VEGF）が腹膜血管新生や血管透過性亢進をひき起こすことで生じる「滲出性腹水」です。

腹水の治療

利尿薬による治療が有効な場合

　肝不全・転移性肝腫瘍による漏出性腹水は、利尿薬による治療が有効な場合があります。しかし、一般的に悪性の滲出性腹水（血清腹水アルブミン勾配〔serum-ascites albumin gradient：SAAG〕＝血清アルブミン濃度－腹水アルブミン濃度＜1.1g/dL、細胞診＋）は保存的治療に抵抗性です。特に腎機能が低下している場合は、利尿薬の効果は乏しいと予想されます。

　つまり、腹水の患者さんで利尿薬に期待できるのは、肝転移に由来する比較的お元気なかた、というイメージです。悪性腹水の産生にはレニンアンジオテンシン（RA）系の亢進が背景にあるため、RA系の生理的活性物質であるアルドステロンを拮抗するスピロノラクトン（アルダクトン®A）を使用します。カリウム保持性利尿薬ですので、血清カリウム値に注意し、予防的にフロセミドを併用するのがポイントです。

処方例：
・アルダクトン®A（スピロノラクトン）50mg ＋ラシックス®（フロセミド）20mg/朝1回より開始。
・アルダクトン®A（スピロノラクトン）100〜200mg ＋ラシックス®（フロセミド）40mg/朝1回まで増量。

腹水穿刺は苦痛を緩和する最も早く確実な方法！

　さて、それでは腹水穿刺はどうでしょうか。利尿薬の効果が不確実であるのに対し、腹水穿刺による症状緩和効果ははるかに確実である（がんによる悪性腹水患者の多施設共同研究で90％）ことが判明しています。また、その穿刺の間隔や量を調べた日本の多施設共同研究[18)]によると、1回に2.5L以上抜いても、1.5〜2.5Lでも、穿刺の間隔には差はなく、いずれ

も前後で有意な症状緩和が得られました。そのため、現在、がん患者さんの腹水による腹部膨満感に対しては、1回の腹水穿刺での排液は1～2Lで十分と考えられています。

この本をお読みの医師のなかには、「腹水を抜くと栄養も一緒に抜けてしまう。抜きすぎはよくない」と習ってきたかたも多いのではないでしょうか。この点についても現在、大変興味深い研究結果が出ています。2022年に報告された多施設共同研究[19]では、がん性腹水患者（N = 568）のうち15%が腹水穿刺を受け（N=85）、85%は受けなかった（N=483）のですが、両群を比較すると、生存期間には差はありませんでした。傾向スコアを用いた統計的解析を行っても、結果は変わらず、現在は、「がん性腹水による苦痛に対して腹水穿刺を行うことで予後が短縮する」という考えは否定的な状況です。

上記より、穿刺後の腹水漏出や血圧の低下などには注意が必要なものの、苦痛緩和に最も早く確実なのは腹水穿刺と考えます。

そのほかの治療法

ちなみに、腹水穿刺後に採取した腹水からタンパクを濃縮し還元静注する方法（腹水濾過濃縮再静注法：cell-free and concentrated ascites reinfusion therapy；CART）は難治性腹水に保険適用が認められていますが、効果の裏付けとなるエビデンスが少なく、特に終末期がん患者さんへの実施は必ずしも推奨されません。

また、腹水を腹腔内から上大静脈に戻すことで症状を緩和するデンバーシャント手術については、有効性が報告されているものの、実施可能な施設が限られていたり重篤な副作用の可能性もあります。現在、国立がん研究センターのIVR（interventional radiology）チームが全国からの紹介を受ける体制を取っていますので、地域で試行可能でない場合も全身状態のよい患者さんでは紹介をご検討ください。

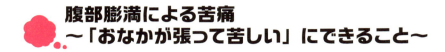

腹部膨満による苦痛とはどのようなものか

　緩和ケアにおいて、痛み、吐き気などの対応を続けるなかで、常に頭を悩まされるのは「おなかが張って苦しい（abdominal fullness）」への対応です。

　原因が腹水の場合、徐々に腹部が前方に張り出してきて、立っても座っても楽ではありませんし、仰向けに寝ることはできなくなります。患者さんは側臥位をとったり、足をベッドの外に垂らしたりして、少しでも腹部にかかる圧が少なくなるような体位をとることが増え、それが当然、腰や背部の筋膜性疼痛にもつながってきます。口から食べられる量も激減し、下肢も浮腫が著しく、患者さんの苦痛は計りしれません。

　そんななかで、腹水穿刺のほかには何ができるでしょうか。

腹部膨満の薬物治療

オピオイド鎮痛薬の開始・増量で「チクチクする」痛みに対処

　「痛みの機序」でお伝えしたように、特にがんなどの腫瘍性の病変が腹腔内にあることで、管腔臓器や周囲の組織に侵害刺激が生じてくる痛みは「内臓痛」です。それでは、「おなかが張ってつらい」は内臓痛なのでしょうか？　その答えは、まだ明らかではありません。多くの場合、「痛みとは違う感覚、苦しさである」と患者さんは話されます。

　しかし、なかには、「おなかがチクチクするような痛み」と表出されるかたがいます。そういった場合には、オピオイド鎮痛薬を（可能なら持続静注・皮下注で）開始したり、すでに使用している場合には増量することをおすすめします。

ねころんで読める緩和ケア

NSAIDs で炎症性の侵害刺激を抑える

ほかに「おなかが熱い」「内側で熱をもっている感じがする」という場合には炎症性の侵害刺激が加わっていると考え、NSAIDs を併用します。アセトアミノフェン（アセリオ®）には抗炎症作用はありませんが、意外に腹部膨満による苦痛にも効果があり、アセリオ® 500～1,000mg を静注で使用してみる価値があります。

筋弛緩薬で腹壁の緊張を和らげる

さらに、もう一つ検討してほしいのは、腹壁の緊張を和らげることを目的とした、ジアゼパム（セルシン®）や少量のミダゾラム（ドルミカム®）または静注用リドカイン（キシロカイン®）です。眠気を天秤にかける必要はありますが、患者さんと相談して試してみてください。筋弛緩薬を使用することで、パツパツになっていた腹部が、少し軽くなったと話される方が多いです。実証的な研究はありませんが、腹部膨満による苦痛には、おそらく腹壁の筋緊張の持続が関与していると考えられますので、理にかなった処方と思われます。

> 処方例：腹部の張りが強いとき
> ・内服：セルシン®（ジアゼパム）錠 10mg 0.5～1 錠 / 回・1 日 1～3 回。
> ・坐剤：ダイアップ®（ジアゼパム）坐剤 4・6・10mg/ 回・1 日 1～4 回。
> ・点滴：ドルミカム®（ミダゾラム）（10mg）0.2～0.5A ＋ 生理食塩水 100mL 30 分かけて点滴。

これらの薬剤は、眠気も生じやすいことから、夜間を中心に開始するのも一案です。患者さんにとって、おなかの張りが和らぐことと、睡眠を促してくれることは一石二鳥の喜びにつながります。なお、国内を中心として、抗不整脈薬であるリドカイン（静注用）持続投与が、がん性腹膜炎の患者さんの苦痛に対して有用という報告[20]があります。筆者も、使用して効果を感じた患者さんはおられますので、困ったときには検討したい選択肢です。

> 処方例：1%キシロカイン®（リドカイン）静注用（100mg/5mL/A） 5～20mg/kg/ 日で持続静注。300～1,500mg/ 日まで。定期的に血中濃度を測定。

151

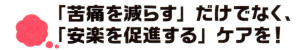

腹部膨満感を和らげるケア

　上記の薬物療法で症状緩和をもたらす戦略には副作用もありますが、非薬物療法や看護ケアは患者さんの安楽を促進するメリットが大きく、きわめて重要です。腹部膨満感を表出する患者さんへの看護ケアとしては、①腹筋を含む「腹壁を柔らかくする」イメージで腹部をマッサージ、②腹部の皮膚の保湿を同時に考える、③排便や排ガスを促すケア、④腹部を温めると気持ちがよい場合には入浴や温罨法（逆におなかを冷やしたほうが心地よい場合もまれにあり）、⑤下肢浮腫の増強に対し足浴などでリラクセーション、⑥支持的な傾聴を行う、などです。これらのいくつかには、介入研究・観察研究による有効性のエビデンスもあり、決して軽視すべきものではありません。

医師も患者さんとともに希望を分かち合い、安楽を促進しよう

　こうしたケアは、呼吸困難の場合と同様、ぜひ「医師も一緒に」理解して実践してもらいたいと思います。そして、患者さんにとっての支えは、薬や直接的なケアだけではありません。そこに向き合う人自体が支えになるのです。医師は、直接的に患者さんに入浴介助や足浴を施す機会は少ないかもしれません（可能なら、患者さんに了解をいただき、看護師に習って参加することもおすすめです）。しかし回診のときに「もっとおなかの張りが和らぐといいんだけど」と言う患者さんの思いを受け止め、それに沿った身近な方法での解決策を提案することはできます。それは皆さんの医療の幅を広げると同時に、患者さんのための「希望」を処方することにもなるのです。

腹部膨満感に限らず、緩和困難な苦痛に対して「希望」はつねに重要です。希望とは、困難な状況であればあるほど、そこに生きるその人自身を受け入れ、「よりよい明日」を願い、その力と生きる意味を信じるかかわりです。苦痛だけでなく「そこにある時間や存在」に光を当て「かけがえのないもの」にすることで、患者さんがその人に戻る瞬間を演出するのが、緩和ケアのもつ力です。また、それは医療従事者自身も著しい苦痛に対し無力であることを自覚したときに「医師」「看護師」という肩書きではなく、一人の人間としてその人とともにある役割に自覚をもてる瞬間です。苦しい状況を改善する努力を惜しまず、その苦しみも分かち合う姿勢を保つことで、患者さんと医療従事者には、いつ叶うかわからない願いにともに期待し、連帯し合う関係が生まれます。

　一見、難しい症状緩和の代表と考えられる「呼吸困難」「嘔気・嘔吐」「腹部膨満による苦痛」などの緩和には、機序とエビデンスに基づく薬剤の選択が重要です。しかし、それだけでなく、非常に効果のあるケアと癒しを提供する余地が、私たちには許されているのかもしれません。たとえ難治性の苦痛が持続していても、私たちは「ひどい苦痛は和らげ」「その人自身ができることを支え」「希望をもってかかわり続ける」こと、そしてこのバランスをとることが、緩和ケアには重要なのです。(8章参照)。

③せん妄
～穏やかな日常を脅かす「最大の危機」～

せん妄の緩和ケア
～穏やかな日常を脅かす「最大の危機」～

「せん妄」によって世界はどう変わるか

「せん妄」は、痛みや呼吸困難、吐き気に並んで、重要な緩和ケアの必修科目です。緩和ケアを学んだ人と学ばない人の最も顕著な違いを生むのが、「"せん妄"を念頭に置いた診療や看護ケアができるかどうか」です。それはなぜでしょうか？

いま、皆さんの周囲には何がありますか？ 慣れた部屋、お気に入りのマグカップ、コーヒーの香り、窓の外の光景、または通勤中の車窓、医局の誰かの話し声、進む時計の針、明日のスケジュール予定、などでしょうか。こういった日常にくつろいで本書を読んでくださる皆さんは、まさに「自由」な存在です。本書の内容は頭に入ってくるでしょうか。おもしろくないし、少し疲れてきたな、と感じたら、本を閉じて少し昼寝することだってできます。

しかし「せん妄」を生じ始めた患者さんの場合、これらの知覚（感覚）・理解（記憶）・注意力（集中力）が低下します。さらに映画の中にいるかのような実体感の喪失とともにおかしな幻覚・見当識障害が現れてきます。私たちの存在＝世界の根本である、意識の障害が生じてくるのです。昼と夜の時間がわからず、慣れ親しんでいた人が見知らぬ人として現れ、病室の壁が不思議な形に動き始めるかもしれません。

せん妄を体験した患者さんの言葉は、その苦痛の強さを表しています。「知らない場所に閉じ込められ、常に監視され、嫌がらせを受けているような時間が続いた」「痛みを訴えても誰もとりあってくれず、絶望した」

など。

　特に低活動性のせん妄の患者さんは、過活動なせん妄に比べても、より強い苦痛を味わっていることが知られています。しかし、医療従事者にとってせん妄状態が「見逃されやすい」ことが重要なポイントです。「回診のときはおとなしく寝ていると思った」「昼と夜が逆転している」「ぼんやりしているが『痛い』とは言わない」「イライラしている」などの状態を見て、とりあえず様子をみてしまうことはまれではありません。

せん妄状態にある患者さんの本質を捉えられているか

　医療従事者がせん妄状態のかたの言動を「治療という行為に反する行動」として、「介護抵抗」「認知入ってる」「帰宅願望」「離床欲求」「問題行動」（なぜか四文字熟語が多いですが……）とカルテに書いたり口頭で伝達したりすることで、あたかもそのかたの状態を「手のかかる患者」や「周囲への適応不全」という見かたにすり替えてしまう問題もあります。医療従事者は治療のみをするものではないはずなのですが……。

　結果としてそのような見かたを言葉にすることで、「せん妄という状態におかれた患者さんの苦痛」という本質を遠ざけ、周囲からの隔離や、心身の拘束、子ども扱いするような言動につながります。せん妄の患者さんが「スタッフから屈辱的な扱いを受けた」と心に深い傷を負ったというエピソードを聞くことは、実に多いのです。皆さんは、将来、自分自身や愛する存在である人たちが重い病を抱え、せん妄状態になったときに、そのような対応を「我慢して過ごす」ことを受け入れたいでしょうか？（「いや、そんなもんでしょ」「病気だからしかたない」と言っているかたも、いるかもしれませんが……）

　医療の現場でのこういった感覚は、そもそも私たちの社会がもつ人権への意識も絡んだ、根の深い問題です。せん妄を起こしやすい患者さんが、「秩序を乱す人」「抵抗する人」として扱われる状況が、ますます病院や施設での「医療従事者が患者（入所者）を管理」するという支配的関係を強化するからです。このことは認知症とともに生きる人を「ニンチ入ってる」

とよぶことをためらわない医療・介護の現場での対応に重なります。

質に大きな差の生じるせん妄ケア

もちろん認知症とせん妄は異なりますが、医療・介護者に対して圧倒的な「弱者」となる患者さんをどう支えるか、スタッフや施設により、最もケアの質に差が生じるポイントが「認知症」や「せん妄」とともに生きる人へのケアなのです。

ここでは、そのような患者さん自身の「平和な日常」「その人らしさ」を根底から脅かし、周囲にとっても医療従事者にとっても最大の難所である「せん妄」について学んでいきましょう。せん妄の緩和ケアは、ケアする人にも、される人にも、「優しい世界」が最後まで続くために、必ず押さえるべきテーマなのです。

せん妄の疫学、アセスメント、問診

せん妄とは何か

せん妄の定義・診断基準

まず、せん妄とは何かを考えましょう。せん妄の定義ですが、米国精神医学会（APA）の精神障害の診断・統計マニュアル第5版（DSM-5）[21]で「身体的異常や薬物の使用を原因として急性に発症する意識障害（意識変容）であり、失見当識などの認知機能障害や幻覚妄想、気分変動などのさまざまな精神症状を呈する」とされています。

また、せん妄の診断基準は、①注意力障害があること、②短期間に出現すること、③認知機能障害があること、④原因となる身体要因・薬剤などがあること、をすべて満たすこととされています（DSM-5）。

せん妄の特徴

つまり、病気や薬物がきっかけで、体の一部である脳がうまく働かなくなり、うとうとしたり、逆に興奮したり（意識障害、意識変容）、周りの

状況がスムーズに飲み込めず（注意力障害、失見当識などの認知機能障害）、夢と現実が混じった感じや、現実と違う世界を感じ（幻覚妄想）、気持ちが落ちつかなくなってしまうこと（気分変調）が短時間に生じる病態なのです。身体的な要因・薬物などが原因であること、短期間に生じ日内変動も伴うことが、脳自体の変化である認知症やうつ病とは異なります。

せん妄の頻度

せん妄の頻度はとても高いです。70歳以上の入院患者の約30%、認知症の患者の22～89%で合併や、入院中の認知症患者のせん妄発症率は50%であるという報告[22]などがあります。死亡直前においては、患者の90%がせん妄の状態にあるといわれており、いつか誰もが経験する精神症状なのです。

せん妄を発見するための問診のコツ

せん妄の予防・早期発見・症状緩和に努めよう

せん妄をひき起こす原因はさまざまですが、私たちがその人に対してできるのは極力、「せん妄にならないよう予防する」「早期に見つける」「可逆性を最大限に引き出す」「症状を緩和する」ことです。いったん生じたせん妄は、原因が改善されることでしかよくなりません。しかし、予防し、悪化を防ぎ、症状を抑えることはできるのです。

本項目では、せん妄はきわめてありふれた状態であること、問診のコツ、コミュニケーションについて述べたいと思います。

見逃されやすい「低活動性せん妄」の特徴

まず、皆さんにお伝えしたいのは「軽度のせん妄」を見分けるポイントです。

せん妄の現れかたには「不穏（agitation）」とよばれる落ちつかない行動がメインの「過活動性せん妄」と、むしろ行動が抑制されている「低活動性せん妄」があります。

「低活動性せん妄」は実に見逃されやすく、その苦痛は過小評価されているため、私たちにとっての大きな臨床課題といえるかもしれません。低

活動性せん妄は「ぼーっとしている」「昼はうとうとしている」「返事はするがどこか上の空」という患者さんや、「いつも眉間にシワを寄せている」「何を聞いても『痛い』『だるい』などとくり返す」「不機嫌でイライラしている」という、比較的穏やかな印象の特徴があります。しかも、実際にほとんどのせん妄患者さんは、話しかけると「返事はちゃんとしているし、会話はつじつまが合っている」のです。この場合、積極的にせん妄を疑った問診をしなければ、医療従事者は低活動性せん妄を診断できない可能性があります。

「いつもと違う」をキャッチしよう

せん妄は、元々のその人の意識水準からの変化を表します。そのため、元々は落ちついていた療養中の患者さんが「いつもと違う様子」であるというだけで「せん妄を疑うべき」なのです。

最も簡便なせん妄のスクリーニングツールとして、「ただ一つの質問（Single Question in Delirium；SQiD）」があります。それは、「いつもと様子が違いますか？」とご家族・知人に尋ね、もし「いつもと違う」と周囲の人が感じたら、それはせん妄である可能性が高い、というものです。

ポイントは、「その人をよく知るご家族・知人、医療介護者に尋ねる」というところです。軽度の意識障害は「なんとなくぼんやり」「不穏が目立たない」「後からしかわからない」といった特徴があり、元々の状態がわからない場合には看護師をはじめとする医療従事者には適切な判断が困難です。「年のせいだから、物忘れくらいしかたがない。入院したし」と、せん妄ではないと判断してしまう傾向があり、看護師は経験だけに頼ると80％のせん妄を見逃すとまでいわれている[23]のです。

それでは、私たちはせん妄の診断を確かなものにするにはどのようにすべきでしょうか。それには「問診」のスキルを磨くこと、それが現場でのせん妄対策を向上する近道と考えます。

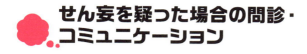

せん妄を疑った場合の問診・コミュニケーション

私が多くの病院で提案する、せん妄を疑った患者さんとの会話例を提示します（表9）。

表9 せん妄の可能性がある患者さんへの問診と説明の例

Step.1 対話の準備	注意障害があるので、より大きなゆったりとした身ぶりで近づき、注意を喚起する（早口、大声はNG）。通常よりも近い距離で目を合わせて、優しく話す。体に触れたり、しゃがんで視線を合わせるなどして、話す準備をする
Step.2 具体的な問いかけ	「最近、何かご家族からみて、ご本人のご様子がおかしいな、と思うことはありますか？」（SQiD） [注意力障害や集中力の障害] 「最近、頭がうまく回らなかったり、言われたことがすっと頭に入らなくて時間がかかったりすることはありますか」 「人から話されるのが煩わしくて、イライラしたり、だるかったりすることはありますか」 「全体的に頭にもやがかかって、すっきりしない、自分が自分でないような感じのつらさはありますか」 「本や新聞を読んでも中身が頭に入ってこなかったり、うっすら頭にもやがかかったような感じはありませんか」 「点と点がつながらなかったり、ふと自分がわからないようなことはありませんか」 [見当識障害] 「時間の感覚がよくわからなかったり、夕方や朝がわからなくなっていることはありませんか」 「夢と現実が混ざっていたり、目覚めてからも夢の続きが残っているような感覚はありますか」 「ちょっと変なことを聞きますが、たとえばここにいるはずのない人だったり、物など、ふとしたときにそばにいるような感覚があったり、実際に見えたりすることはありますか」 [日内変動] 「夕方が近くなると落ちつかない感じ（痛みなどが強くなったり）がしたり、周囲がわからなくなることはありますか」
Step.3 感情や自律への配慮	せん妄についての患者さんの体験を聞いたら、その苦痛をしっかりと受け止め、ねぎらいの言葉をかける。そのうえで、説明を行うことへの了解を得る 「そうですか、驚かれましたよね。そんな体験をすると、誰しも不安になります。もしよければ、そのことについて説明をしてよろしいですか？」

（次ページへ続く）

Step.4 具体的な説明	「病気からくる体の症状で、脳（あたま）も体の一部なので、時々、歯車が合わなくなったり、回転が遅くなったりしてしまうことがあります。決して認知症になったのではありません。安心してくださいね」 「病気からくる体調の変化や薬の影響などが合わさって、そういった、脳のお疲れの症状が出ることはとても多いのです」 「体のほうの調子を整えながら、原因もよくしていくように考えます」 「徐々に頭がスッキリして点と点がつながったり、夜は休めて、朝はよく目が覚めるように改善させていきましょう。そのために、少し脳のお疲れを休めたり、身の置き場のなさ、イライラを落ち着かせるようなお薬を使いたいと思います」
Step.5 マネジメント後の評価	「（せん妄への対処を行った数日後）いかがですか。頭のもやが晴れたような感じや、以前に比べて自分が自分に戻ったような感覚はありますか?」 「嫌なもの、変なものが見えたり、感じたりすることは減りましたか」

Step.1 対話の準備

　ノックをして部屋に入り（またはカーテンを開ける前に声をかけ）、患者さんの名前をよぶ段階で注意障害がないか注意します。少しでもぼんやりしているようであれば、大きなゆったりとした身ぶりで近づき、視覚でも注意を喚起するようにしてみましょう（早口、大声はNG）。そして、そばに座る、しゃがむなど、通常よりも近い距離で目を合わせることを心がけます。もし視線が合わないようであれば、声かけだけでなく肩や背に「手の面で」優しく触れる（ぐっとつかむように触れない）など、注意を喚起しつつ話す準備をします。もちろん、患者さんには身体的接触を好まないかたもおられるので注意します。

せん妄であるという前提でスタートする

　この時点で、せん妄患者さんと決めつけて対応しているように思うかもしれませんが、私はこのとき、患者さんが「比較的近い距離感を嫌がるそぶりがないか」「どの時点で話しやすそうにされるか」などを観察しています。注意力が低下している人にとって抜き打ちの訪室や侵襲的な診察であることは好ましくありませんので、むしろせん妄であるという前提のもとに対話を開始するのです。逆に、「あ、せん妄とは違うな」と感じたら、その時点で礼を失さないよう、話しかたを通常の速さ・距離・言葉遣いに

変えていきます。

しかし、漠然とした印象だけではせん妄の診断には至りません（なんとなくわかりますが）。

Step.2 具体的な問いかけ

注意力や集中力の確認

まずは、軽い会話や挨拶を交わしながら、本題に入れそうなら、はっきりと「注意力や集中力」についての問いかけを行いましょう。具体的には、「最近、頭がうまく回らなかったり、言われたことがすっと頭に入らなくて時間がかかることはありますか？」「人と話をするのも煩わしくて、聞き直したり、イライラしたりすることはありますか？」「頭に靄がかかって、すっきりしない、どこか自分が自分でないような感じはありますか？」など、注意力の低下がないか質問します。

もう少しさりげない問いかけとしては、「テレビや新聞などの内容について、頭に入ってきますか？」と聞いてみると、「いや〜テレビのドラマも筋が頭に入りません、本も時間がかかって同じページを何度も読んでて」などと話されます。

見当識障害の確認

その次には、「そうですか、うまく頭が回らない感じがあるのですね」と確認してから、「見当識障害」についてお聞きします。「時間の感覚がよくわからなかったり、夕方や朝がわからなくなっていることはありませんか？」「夢と現実が混ざっていたり、夢の続きにいるような感覚はありますか？」「頭の中で点と点がつながらないような感じはありますか？」などとお尋ねすると、驚くほど多くの患者さんが、「そういった感じがありますね」と答えてくれます。

幻覚の有無の確認

ここまででだいたい、注意障害や見当識障害、短期の発症などで、せん妄の診断基準は満たします。これで終了としてもよいのですが、話に続きがありそうであれば、次に「幻覚の有無」について聞くことも工夫してい

ます。大部屋などでは、本人の気持ちに配慮して聞きかたに注意します。それは、患者さんが実はそういった幻覚をみていることを内心で恥じていたり、周囲に隠していることが多いからです。幻覚が生じて「自分はおかしくなってしまった」と不安に思っている患者さんに、いきなり「最近、変なものが見えたりしますか？」と聞くと、場合によっては見透かされたように感じたり、軽く扱われたように感じさせ、ショックを与えることになってしまいます。

　そのため、最初に「ちょっと変なことを聞きますが」「どなたにもお聞きすることなんですが」と前置きをしたあとで、「たとえば、ここにいるはずのない人や、見えなくてもよいものが見えるような感覚はありますか？」などと聞くのがコツです。

　いきなり最初に幻覚の有無を聞くのではなく、初めに注意力障害や見当識障害を確認したあとで、さらに「怖いことではない」という安心感を与える落ちついた態度で聞いていくと、かなりの確率で「そう、見えますよ」と答える患者さんが多いのです。

Step.3　感情や自律への配慮

　「おかしなものが見える、いる感じがする」という場合は、予想どおりであっても、ご本人の感情に配慮します。せん妄の診断を伝えるにあたり、むやみに科学的な説明をして不安を増強するのも、逆に当たり前のように軽く「そうそう、変なの見えますよね～」のように答えるのも、どちらも上策ではありません。患者さんのなかには、不安に襲われたり、なかには「自分の症状を軽くみられた」と感じたりする人もいるでしょう。

　ですので、ここまでせん妄についての患者さんの体験を聞いたら、まずはその苦痛をしっかりと受け止め、ねぎらいの言葉をかけるようにします。「そうですか、それは驚かれましたよね。そんな体験をすると、誰しも不安になります……もしよければ、そのことについて説明をしてよろしいですか？」など、不安な質問に答えてくれたことを労い、そのうえで専門家として説明ができることを伝えます。この過程で患者さんに「あなたは否

定されず、尊重される」というメッセージを込めて次に進みましょう。医療従事者にとってはありふれていても、患者さんはせん妄に慣れていることはありません。

Step.4 具体的な説明

　具体的な説明にもコツがあります。それは、「認知症や精神異常ではなく、体からの症状である」と伝えることです。

　「では、説明しますね。驚かれたと思いますが、これはせん妄といって、体の病気からくる症状です。脳（あたま）も体の一部なので、ときどき歯車が合わなくなったり、回転が遅くなったりしてしまうことがあります。決して認知症になったのではありません」などと、明確に原因が病気・体調にあることを伝えます。ほかに、「脳のお疲れのような症状」と表現することもわかりやすいようです。特に、体ががんばっているときに起きる頻度が高いこと、治療の可能性について言及します。「体のほうの調子を整えていくと、徐々に改善してきますが、それまでの間はこの状態が続くのはつらいと思います。まず、夜は休めて、朝はすっきり目が覚めるように改善していきましょう。そのために、少し脳のお疲れを休めたり、身の置き場のなさ、イライラを落ちつかせるようなお薬を使いたいと思いますが、いかがですか」などの提案をします。

　いかがでしょうか。せん妄＝不穏、とだけ考えていると、それは手術や治療の合併症のように、ある程度はしかたないものとして対応する習慣が医療従事者側に根づいてしまいます。「この患者さんは、せん妄かもしれない」と感じたら、このように問診を使ったスクリーニングを行ってみてください。実は患者さんが「この頭のモヤモヤさえすっきりすれば……」と苦しんでいることは、非常に多いのです。

せん妄の3つの因子・機序と対策
～せん妄リスクを低下させる緩和ケア～

　せん妄は身体的要因や薬物によって生じると述べましたが、実際にどんな背景があるかを押さえておきましょう。まずせん妄には、①準備因子、②促進・誘発因子、③直接因子という3つの要因があります（表10）。

準備因子、促進・誘発因子、直接因子はどう関係していくか

　準備因子は、高齢、脳血管障害、認知症、大酒家など、元からある身体的条件です（これはしかたがありません）。準備因子があるかたが何らかの身体的問題で入院している時点で、ほぼ全員がせん妄を発症しうる（すでにしている）という前提で、早期に予防的な対処をすることが推奨されます。

　特に重要なのは、せん妄の「促進・誘発因子」である環境の変化、睡眠覚醒リズム障害、痛みなどの苦痛、便意（尿意）、医療器具などを改善することです。

　このような誘発・促進因子に加えて、せん妄の引き金となる感染、薬物、脱水、低酸素、電解質代謝異常、肝腎障害などの多臓器不全、そして中枢神経障害（脳転移や脳炎など）などの「直接因子」が最終的なせん妄の原因になります。

促進・誘発因子への介入は最重要

　3段階のせん妄発症機序のなかで、重要なのは促進・誘発因子への介入です。

　直接因子は改善できる場合もあれば、回復困難な転帰もあり得ますが、痛みや尿閉、不眠など、さまざまな「誘発因子・促進因子」の改善は、常にせん妄の発症や悪化を予防し改善できるからです。

　実は、さまざまな症状の「緩和ケア」が目指す苦痛緩和は、それぞれの

症状だけでなくその人の世界を脅かす「せん妄のリスクを下げる」ことになります。苦痛症状を和らげ、コミュニケーションを改善し、安楽な環境を整えることは、せん妄を予防し悪化を抑制することで、その人らしさを最後まで保つ意味があるのです。

表10 **せん妄の機序と対策**

因子	機序	具体的な要素	対策
準備因子	元々の脳の脆弱性：脳自体に機能低下を生じやすい状況が用意されている	脳血管障害の既往、認知症などの脳変性疾患、高齢者、大酒家	せん妄を入院後から起こすリスクが高いと考え、早期の対応を推奨。環境調整。喫煙やアルコールの離脱にも注意する
促進・誘発因子	間接的に脳に負荷をかけ、せん妄の発生・悪化を誘導する	感覚・聴覚・視力障害	眼鏡、補聴器、義歯など、慣れ親しんだ物を近くに置くなどの環境整備を行う
	睡眠覚醒リズム障害	夜間に覚醒を促す処置、落ち着かない環境	昼は起きて夜ぐっすり眠れるようリズムを確保する
	不快な症状	疼痛、尿閉、宿便、発熱、口渇　など	苦痛な症状を丁寧に緩和し、新たな苦痛を増やさない
直接因子	薬物	オピオイド、ベンゾジアゼピン系睡眠薬、抗不安薬、ステロイド、抗コリン作用のある薬：頻尿に対する薬剤（ブチルスコポラミン〔ブスコパン®〕）、抗うつ薬、向精神薬、抗ヒスタミン作用のある薬（ヒドロキシジン〔アタラックス®-P〕）、H_2ブロッカー（ファモチジン〔ガスター®〕）	高リスク薬を開始しない。また、長期内服していた睡眠薬などは中止後に不眠、せん妄に注意する。ステロイドは治療目的の場合も、せん妄が生じる可能性を念頭に置く
	身体的異常	電解質異常（高カルシウム血症、低ナトリウム血症、高マグネシウム血症）、脱水、貧血、感染、腎機能障害（尿毒症）、肝機能障害、呼吸不全（低酸素、高二酸化炭素）、高アンモニア血症、中枢神経浸潤	可逆的であれば、期間を決めて治療を試みる。しかし死が近づく時期にはこれらの変化は自然なものであり、可逆性は乏しい。症状緩和の薬剤を積極的に使用する

直接因子をチェックして除去

もちろん、せん妄の原因をつきとめるべく、「直接因子」でしっかり改善できるものがないか迅速にチェックすることは重要です。そのためには医師だけでなく、看護師や薬剤師が「バイタルサインの変化」「ここ1週間以内に開始・増量になった薬剤」「最新の採血結果」をチェックすべきです。

特にモルヒネなどのオピオイドや抗コリン薬、ファモチジンなどの抗ヒスタミン薬、ステロイド薬が使用されていたら、それがせん妄の直接原因である可能性は否定できませんし、当該薬を中止・変更できないかをまず考えましょう。また採血結果では、腎機能障害、肝機能障害、高カルシウム血症、低ナトリウム血症、高アンモニア血症や感染、播種性血管内凝固（disseminated intravascular coagulation：DIC）などの存在や悪化の有無をチェックします。いずれも、可能であれば適正化を図るべきです。

緩和ケアは究極、「その人を強いせん妄にしないため」のもの

こういった直接原因自体を除去することが難しい状況は、特に終末期の場合によくあります。それに対し、さまざまな苦痛の緩和につながる「促進・誘発因子」に対しては、痛みや苦痛を緩和すること、落ちついた環境を整えること、ぐっすり眠れるようにすること、排尿や排便を予防することなど、常にできることがあるのです。「緩和ケアってなんのため？」と聞かれたら、結局は「その人を強いせん妄にしないため」というのが究極の答えだとさえ、私は考えています。

人生の最終段階、入院患者さんの90％がせん妄状態であったという報告[24]はありますが、そのときに、患者さんにとっての苦痛が可能な限り緩和され、安楽に近づいていれば、それは自然な死の過程を穏やかなものにできているということではないでしょうか。私たちはあくまでもせん妄の原因が回復可能かを予想しつつ、症状を早めにキャッチし、少量の薬剤や丁寧なケアで対応することを心がけましょう。そうすれば多くの場合、

せん妄は重症化せず、患者さんの自律や尊厳を保つことが可能です。
　次に、実際のせん妄マネジメントについて述べます。

軽度のせん妄・閾値下せん妄を見逃さない！

せん妄の原因となっている病態の可逆性はどうか？

　まず、せん妄が生じた原因となっている病態の可逆性を見積もり、その見通しに立って対処します。たとえば全身麻酔下に侵襲の大きな外科手術を受けた直後の患者さんは、多くが術後せん妄を経験します。2023年、惜しくも亡くなられた音楽家の坂本龍一氏は、その手記で2021年1月に受けた直腸がんの手術後に、きわめて苦しいせん妄を経験したことを記しています[25]。手術の翌日はなぜか韓国の病院にいると思い込んでしまい、さらに、好きでもほとんど見たこともなかったCMの「♪みんな まあるく ○○ピアノ～♪」があの振り付けと独特の声で延々と脳内リピートされたのだそうです。一見ユーモラスな幻覚と片づけられそうですが、音楽家の本人には大変な苦痛であったらしく、没後に放送された坂本龍一の最晩年を記録したTV番組（NHKスペシャル：Last Days 坂本龍一 最期の日々。初回放送日：2024年4月7日）でも、「まず意思では止められなくてね。脳が勝手に作り出しているわけ。さすがに僕もそのときは一生出られないのかな、みたいな気持ちにはなりましたね」と話しておられました。
　このように、せん妄は回復してもなお、忘れられないトラウマとなることもまれではないのです。手術後*のせん妄は脳に与えた麻酔薬の影響や全身状態が改善したときに低減しますので（長期予後に全身麻酔が与える影響については麻酔学の重要な課題と思いますが）、その期間を中心にケアしたり、場合によっては一時的な最小限の身体拘束を用いて対応します。それが手術や薬剤などといった回復可能な原因が存在しないせん妄である場合は、その症状を和らげるための薬物療法が必要になります。

＊集中治療室などでも、術後せん妄への配慮は重要なテーマです。本書では扱いませんが、ICUでのせん妄への対処にはデクスメデトミジン（プレセデックス®）の使用が有用です。

閾値下せん妄：この段階で早期対応を！

近年「閾値下せん妄（subsyndromal delirium）」という、"非せん妄"と"せん妄"の間の状況が重要であることが報告されています[26]。これは、たとえば注意力の低下は自覚しているものの明らかな認知機能低下は認めない場合や、特に原因となる薬物や身体要因は認めない（でも、せん妄が疑われる）、という状況です。この状態はICUの術後せん妄の推移をみた研究で報告[27]されていますが、がんの患者さんやほかの状態であっても同じように注意すべきと考えられます。

なぜなら、閾値下せん妄から一時的な清明を経て、その後に本格的なせん妄へ転化（conversion）する可能性が高いからです。せん妄は前駆症状から二峰性の発症経過をとることが報告されています。そのため「何だか集中できない」「日中、頭がぼんやりする」「夜に眠れていない」と患者さんが感じた時点で閾値下せん妄の可能性を考慮し、促進因子となる痛みや不快な感覚の除去、環境の安定化に注力しましょう。早期であれば、通常の不眠の対策や、次に述べる少量の抗精神病薬の使用で、事なきを得ることができます。

「だるい（倦怠感）」が実はせん妄だった！？

二次的倦怠感の要因＝せん妄の誘発・促進因子＋直接因子

本書では「倦怠感」について詳細に述べることができませんが、臨床では「だるさ（倦怠感）」への対応は非常に重要です。食欲不振の項目（5章）でステロイドを使用することで、がん関連倦怠感の一部に有効であるというエビデンスはありますが、より多いのは、発熱や感染、脱水、貧血、電解質異常、薬物など、身体的な異常や薬剤に伴って生じる「二次的倦怠

感」です。そして、これらの要因は、なんと、ほぼすべてが「せん妄の誘発・促進因子＋直接因子」であることにお気づきでしょうか。

「認知的倦怠感」をせん妄の一部と考える

　実は、「だるい、だるい……」と話しておられる患者さんに聞くと、その多くが身体的な倦怠感だけでなく「何が何だかわからなくなった」「体が思うように動かせない」「自分が自分でない感じがする」「身の置き場がなく、すべてが苦しい（周囲の状況も理解できない）」などの精神・行動の抑制や異常を伴う不快な感覚の表出であり、せん妄が併存していることが多いことがわかります。これを「認知的倦怠感」とよびます。つまり、せん妄の対策をすることで、「倦怠感」と思われていた症状も改善することが少なくないのです。ぜひ、「倦怠感」や「特定困難な（すべてが苦しい）苦痛」をみたら、せん妄を疑って診断・対処を試みてください。

せん妄が軽度の場合の薬物療法

ごく少量の抗精神病薬＋評価のための問診

　では、薬剤は何を選択するとよいでしょうか。
　ごく軽度のせん妄、もしくはその手前にあると思われる患者さん（閾値下せん妄）には、夕方1回、クエチアピン6.25mg（12.5mg錠1/2錠）内服、または、ハロペリドール注（セレネース®注5mg/A）0.2A（1mg）など、ごく少量の抗精神病薬を使用します。ほかに不眠の原因になっている要因があれば除去します。もし希望があれば（以前から使用して問題ないものであれば）少量の睡眠導入薬、もしくは睡眠覚醒リズム調節薬を併用してもかまいません。とにかく早期に、「ぐっすり眠れた感」を作り、せん妄の芽を摘むようにするのです。当然、翌日も患者さんの様子が大きく変わったとは感じないかもしれません。しかし、そこで改めて患者さんに問診をしてみてください。

> **Step.5 マネジメント後の評価**として（表9 参照）
> 「いかがですか？ 昨日にくらべ頭のもや（もやもや）が晴れたような感じや、点と点がつながったような感じはありますか？」
> または
> 「夜はぐっすり眠れた感じはありますか？ 目覚めはスッキリしている感じがありますか？」

　ポイントは、「よく眠れたか」だけでなく「スッキリした目覚めや、日中の感覚が改善したか」という覚醒度の向上を確認する点です。この程度の早い段階であればごく少量の薬剤でも患者さんは「久しぶりに眠れた感じがします」「なんだか頭が軽くなったような気がします」と答えてくださることが多いです。

　せん妄のマネジメントでは、薬剤やケア的介入を行った後の評価の部分がとても重要です。せん妄の回復を患者さんの自覚症状の改善として評価（問診）できると非常によいと思います（表9 と併せて、参考にしてください）。

服用時間のコツ

　ちなみに、セレネース®は睡眠導入薬ではありませんので、むしろ日中に使用するのがおすすめです（くり返しますが「不眠時」に使用するものではありません）。早めに夜間に備えるという意味で、午後3〜5時くらいにセレネース®0.3mL（1.5mg）程度や、リスペリドン0.5mgを内服していただき（半減期が長いため）、すでに夕方以降であれば、より入眠効果の強い抗精神病薬であるクエチアピンやクロルプロマジン（コントミン®）を最初に選択します。クエチアピンは抗ヒスタミンH_1受容体遮断作用もあるため入眠作用もあり、比較的半減期も短いため追加使用も可能です（糖尿病があれば、ペロスピロン［ルーラン®］を使用します）。

　現場ではセレネース®やクエチアピンを、「不穏」や「過活動せん妄」の患者さんに遅い時間から使用して「効果はなし」という経験が多いのではないかと思います。しかし実はより軽度のせん妄の時点で介入をすれば、患者さんは穏やかに、そして翌日にはスッキリとした感覚で目覚めることができます。つまり、眠らせるのではなく「覚醒度が上がる」のです。

超早期からのせん妄予防を

こうした背景から、現在はチームアプローチを基盤にした超早期からのせん妄ケアの重要性が指摘され、議論の中心はせん妄に対する治療や対処から、せん妄を予防し発症を回避する方向へと移行しつつあります。ぜひ明日から、「起きたものはしかたがない」から「早めの予防・対応」へ、低活動性せん妄をふくめたせん妄診断を積極的に試みていただければ幸いです。

せん妄が顕在化している場合：症状緩和の方法

次に、予防や早期発見の試みにもかかわらず、すでにせん妄による苦痛を本人が感じているときや過活動せん妄で危険を伴う行動に対処が必要な場合を考えてみましょう。この場合もせん妄の原因となっている要因を考え、薬剤の中止、電解質補正、脱水や感染症の改善など可能な限り対処することは同じです。しかし、それだけでは患者さんの苦痛が緩和するまでに時間がかかり、回復可能性が不確実（または不可逆的）な場合が多いため、同時進行でせん妄症状の緩和が必要です。

せん妄の症状緩和のむずかしさ

抗精神病薬だけで眠れることはほとんどない

せん妄の症状緩和には、第一に抗精神病薬を使用します。しかし、それだけで患者さんが「眠る」ことはほとんどないと考えることが重要です。現場でよく、せん妄時の指示として「ハロペリドール（セレネース®）1A 筋注、点滴静注」などの指示があると思いますが、セレネース®はあくまでも選択性の高い D_2 受容体遮断薬にすぎず、「眠る作用」は乏しいのです。セレネース®は、たとえて言えば「配電盤のブレーカーを部分的に落とす」役割を担う薬です。脳内の異常な興奮を抑制し、幻覚や妄想を緩和

する効果は期待できるものの「就眠作用は弱い」うえ、使用量（セレネース®1Aは連日使用するには過量です）が多かったり、連日の投与になると、電気にたとえて言えば「家中のブレーカーが落ちた状態」で、錐体外路症状による無動、寡動、会話の低下が出現してきます。そのため、セレネース®の連用は長期的には避けなくてはなりません。

まずはしっかり眠れることを目指す

では、どうすればよいのでしょうか？　その答えは、いったんはしっかり「脳を休め、眠れること」を目指すことです。せん妄の患者さんは90％が何らかの不眠を合併しています[24]。そして、特に病院や施設などの現場ではスタッフにとっても「夜、眠っていただけない」ことが大きな負担や医療安全上のリスクになります。

せん妄患者さんの症状緩和は2段階で考えよう

そういった場合の対処としては、最初に、①「患者さんはセレネース®では眠れない」を前提として、あえて少量を使用（脳の興奮を和らげる）し、その次に②「睡眠導入薬を眠れるだけの量で使用する」の2段階で考えるのがおすすめです。あえて言えば、先に異常なほうのブレーカーを落とし、次に眠るスイッチを入れるのです。

このように、まずは先発としてセレネース®、リスペリドン、クロルプロマジン（コントミン®）などの抗精神病薬を使用し、その後は追加でベンゾジアゼピン系の睡眠導入薬（比較的作用時間の長いブロチゾラムやフルニトラゼパム〔サイレース®〕）を内服していただくことが、せん妄発症後の対策としてきわめて重要なコツです。内服が難しければ、ミダゾラム（ドルミカム®）1A＋生理食塩水100mLを必要量で調節して点滴します。

もしミダゾラムが使えないようであれば、催眠作用の高い抗ヒスタミン薬であるプロメタジン（ヒベルナ®注25mg/1A/1mL）0.3〜0.5mL（7.5〜12.5mg）やヒドロキシジン（アタラックス®-P 25mg）を使用してもよいです（が、キレは弱いです）。

「不眠（5章）」でも述べますが、せん妄のリスクのある患者さんに「追

加使用できる眠りを安定させる薬剤」として便利なのがトラゾドン（デジレル®、レスリン®）です。せん妄のリスクが高いかたには、定時内服または不眠時追加で、トラゾドン（デジレル®、レスリン®）25～50mg（25mg・1錠、2錠でも可）を内服できるようにしておきましょう。100mg/日程度までは使用して大きな問題はなく（翌日への持ち越しが少ない）、穏やかな眠りを手伝ってくれます。

💭 薬剤の特徴（プロフィール）を意識したせん妄対策を！

抗精神病薬で脳の興奮を抑えたら、睡眠導入薬で眠りを促す！

　ここまですでに多くの薬剤名が出てきて、混乱されたかたもおられるかもしれません。

　ここで整理すると、まずは、少量の抗精神病薬であるクエチアピンやリスペリドン（内服困難であればハロペリドール〔セレネース®〕0.3～0.5mL〔1.5～2.5mg〕）は、「患者を眠らせるためではなく、せん妄による脳の興奮を和らげる」ものと考えます。しかし、それだけで安楽に眠ることは難しいことが多いため、その次には積極的に眠りを促す睡眠導入薬を送り込むのです。薬の使い方としては、まずは一度ぐっすり眠ることがせん妄改善のカギですので、追加できる睡眠導入薬についてはしっかり病棟で共有していただければと思います。

　このようなイメージで、脳の異常を抑える→眠りを深める順番を守って対応すれば、数日ほどして徐々にせん妄は（原因次第でもありますが）コントロールできる形になってきます。

発症前／後で、せん妄と睡眠導入薬の関係は変わる！

睡眠導入薬の単独使用はせん妄発症リスクに

　本書を読まれているかたには「睡眠導入薬って、せん妄にはよくないの

では？」と思われるかたも多いと思いますが、せん妄発症前のリスク評価をする際には、特にベンゾジアゼピン系睡眠薬（ゾピクロン〔アモバン®〕やゾルピデム〔マイスリー®〕など）や、抗ヒスタミン薬、抗コリン薬はせん妄をひき起こす可能性があるため、確かに単独では使用しないことが推奨されます。

せん妄発症後は、まずぐっすり眠ることが改善のカギ

しかし、すでにリスク評価の段階ではなく、発症し、でき上がってしまったせん妄については、まずは①脳の興奮を和らげる薬剤を使用したあとに、②しっかりと睡眠導入薬で眠ることが最初の回復のきっかけになるのです。その際は、次に述べるせん妄患者さんに使いやすい薬剤や、調節の可能なミダゾラム（ドルミカム®）を使用するのがよいと思われます。まずは穏やかに夜に眠っていただくことが、ご本人の苦痛にとっても、翌日からのせん妄改善にとっても、そして夜勤で働く看護師の負担においても、有益であると考え、積極的に「よく眠れるように」対応しましょう。

せん妄患者さんへの睡眠導入を促す薬剤

上記の流れを押さえたうえで、抗うつ薬であるトラゾドンや、抗ヒスタミン薬であるプロメタジンやヒドロキシジンについては解説が必要です。睡眠薬といえばブロチゾラム、ゾルピデム（マイスリー®）などのベンゾジアゼピン系薬を思い浮かべがちですが、せん妄対策で推奨されるのは、どちらかというとせん妄を惹起しづらく、そして睡眠深度を深めてくれる薬剤です。

抗うつ薬：使い勝手のよい「睡眠補助薬」

それにちょうどよいのが、先にも述べた抗うつ薬であるトラゾドン（デジレル®、レスリン®）になります。トラゾドンはセロトニン（$5HT_{2A}$・$5HT_{2C}$）受容体遮断薬で、本来は意欲の改善などをもたらす抗うつ薬であるわけですが、100〜200mg/日までは不眠の対処によいとされています。

さらに半減期が短く、翌日に残ってしまうこともほとんどありません。ですので、「せん妄かな？ でも、まずは夜を眠れるようにしたいな」という場合には、非常に使い勝手のよい「睡眠補助薬」的な位置づけと考えています。

　まずはせん妄があるとき、定時でクエチアピン12.5mgなどの抗精神病薬を少量内服しますが、そこに追加して、不眠時トラゾドン25mg 1〜2錠を予測指示としてください。トラゾドンは4錠（100mg）までは使用可としていただき、必ず看護師と使用方法を共有していただくことをおすすめします。これだけで、マイルドなせん妄または不眠に対し十分に対処可能です。

抗ヒスタミンH₁受容体遮断薬：
抗精神病薬との併用で軽度の催眠作用

　次に、抗ヒスタミンH₁受容体遮断薬であるプロメタジン（ヒベルナ®）やヒドロキシジン（アタラックス®-P）についてです。これらは眠気を催すことがありますが、単独使用ではせん妄を惹起する可能性も高いので、原則、不眠には使用を推奨しません。

　しかし、抗精神病薬と併用する形で「ハロペリドール（セレネース®）0.3mL＋プロメタジン（ヒベルナ®）注0.3mL＋生理食塩水100mL」として30分程度で点滴していただく方法はよい場合があります。ただし催眠作用はとても弱い（特にアタラックス®-P 25mg）ので、基本的には追加使用で就眠を促すには不十分とお考えください。

せん妄＋不眠を効率よく抑えたい！
〜二刀流の薬剤を使いこなそう〜

中等度以上や過活動なせん妄には鎮静作用の強い抗精神病薬を

　次に、中等度以上や過活動なせん妄に対してです。

古典的な統合失調症治療薬であるクロルプロマジン（コントミン®）やレボメプロマジン（ヒルナミン®）は、主に抗幻覚作用（D_2遮断）だけでなく睡眠導入に関する複数の受容体（H_1・α_1・$5HT_{2A}$・$5HT_{2C}$）をほぼすべて遮断するため、不眠を伴うせん妄、嘔気などにとても有用です（4章）。同じ定型抗精神病薬であるハロペリドール（セレネース®）とは異なり、抗ヒスタミンH_1受容体拮抗作用が強いため、ほどよい眠気が出るのです。特に夜間や、日中でも興奮を強く抑制したいときに使用します（しかし同時にアドレナリンα_1受容体拮抗作用もあるので、血圧低下に注意し時間をかけて点滴してください）。

これらは抗幻覚作用と同時に鎮静作用も強いため、野球でいえば投打を兼ねた大谷翔平選手のような強みをもっています。「嘔気＋不眠」「せん妄＋嘔気＋不眠」など、二刀流を生かしたい場面での活躍が期待できます。

もちろん鎮静作用を少なくしたい場合には、用量を少なくすることで対応ができますので、緩和ケアにおいては必須の薬剤と考えてよいものです。

薬への理解をもとに患者さんのニーズに合った「現場のレシピ」を考案しよう！

このように緩和ケアにおける薬剤は、どのような機序で作用するか、特にどのような受容体に作用するかの理解がとても重要になります。オピオイド鎮痛薬や鎮痛補助薬についても、やみくもに使うのではなく、「こういった症状にはこの薬剤」と選択して使用することで質が高まります。

また、一般的には「薬剤は保険適用外使用はせず」という考えが原則ですが、せん妄をはじめとする苦痛に対する対処には、あくまでも安全性や認容性を重視しながら、患者さんの病態とニーズに合わせて使用することを提言します。

このような考えでいくと、さらにさまざまな状況での「現場のレシピ」を考えることができます。二刀流の鎮静作用をもつ抗精神病薬に、さらに少量の睡眠導入薬をセットで点滴するのです。もちろん、原則に則って最初にクロルプロマジン（コントミン®）を使用し、その後にフルニトラゼ

パム（サイレース®）やミダゾラム（ドルミカム®）を必要な量だけ点滴する方法が推奨されますが、早めの対策のほうが少量の薬剤で効果が期待できること、さらに「夜勤の看護師が2段階の薬剤使用に慣れていない」という事情、もしくは「忙しい時間を短縮したい」という希望はないでしょうか。

　そのようなニーズに応える意味でも、次のような「合わせ味噌」レシピが有用です。

処方例：不眠時（せん妄の疑われるとき）
・コントミン®（クロルプロマジン）（10）0.5A ＋ サイレース®（フルニトラゼパム）（2）0.25A ＋ 生理食塩水 100mL
または
・ヒルナミン®（レボメプロマジン）（25）0.1A ＋ サイレース®（フルニトラゼパム）（2）0.25A ＋ 生理食塩水 100mL
使用法：1時間以上かけて点滴。眠りの深さをみて調節可。夜間1回まで追加可。
（※コントミン®は25mg/Aの規格があるため注意。25mgの場合は0.2Aで）

　この処方は、ごく少量の抗精神病薬＋さらに少量のベンゾジアゼピン薬という原則に沿ったものです。ただし非常に強いせん妄に対しては効果が不十分ですので、せん妄が疑われるような不眠のかたに使用することをおすすめします。

　フルニトラゼパム（サイレース®）は、ミダゾラム（ドルミカム®）よりも半減期が長く、少量を使用しても長く効いてくれる性質があります。夜勤の看護師にとっても、少し点滴をして患者さんがうとうとできることを確認したうえで、少し時間を置いてまた観察をする、などの調節が有用な方法です。もちろん呼吸抑制などのリスクには注意が必要ですが、サイレース®1Aではなく0.25Aを使用し、全身状態のよいかたに時間をかけて使用することで、これらの処方で大きな問題は起きにくいと考えます。

　とはいえ、このような薬剤の使用には医師だけではなく、病棟の看護師の理解が欠かせません。ぜひ、本書をもとに勉強会をするなどして、準備をしてからともに学ぶ姿勢で運用していただければ幸いです。

終末期に近い時期のせん妄について

　最後にせん妄は特に人生の終わり（看取り）が近い時期に頻度が増える病態です。また、痛みや呼吸困難と合併することが多いです。死が近づくにつれ、意識が混濁していく過程では低活動性・過活動性が混合したせん妄が多く、場合によっては常に身の置き場がない、強い幻覚に襲われるなど本人や家族に大きな苦痛を伴います。

　このような、全身状態の変化のなかで生じるせん妄の原因の回復は難しいことが多く、原因の改善ではなく安楽に過ごせるような対策が優先されます。せん妄の促進・悪化因子（痛みなどや不安の除去）を最小にし、丁寧なケア、環境調整（安心と心地よさの提供）を提供することを心がけましょう。また、回復困難なせん妄は予後の短い状態を示唆することも多いため、患者さんやご家族の価値観やゴールに合わせた話し合いを行い、深い持続的鎮静を導入（7章）することも大切な選択肢となります。

　つまり、終末期のせん妄は、むしろ自然な生の経過の一部であり、大切な別れのときが近づいてきていることを私たちにおしえてくれる大切なメッセージです。人が死に向かって生きる日々をできるだけ穏やかに不安を少なく過ごすためには、せん妄を理解し、しっかりと対応、説明できる医師やスタッフの存在は必須のものなのです。ぜひ現場で取り組んでいただければと思います。

引用・参考文献
1) 山口崇. 症状マネジメント：呼吸困難. Hospitalist. 2 (4), 2014, 913-23.
2) 官澤洋平ほか. 『がん・非がん患者の呼吸器症状を診る（ようこそ緩和ケアの森）. 東京, 南江堂, 2023, 160p.
3) 日本呼吸器学会・日本呼吸ケア・リハビリテーション学会合同 非がん性呼吸器疾患緩和ケア指針 2021 作成委員会編. 非がん性呼吸器疾患緩和ケア指針 2021. 東京, メディカルレビュー社, 2021, 25.
4) Parshall, MB. et al. An official American Thoracic Society statement : update on the mechanisms, assessment, and management of dyspnea. Am J Respir Crit Care Med. 185 (4), 2012, 435-52.
5) Yamaguchi, T. et al. Systemic Opioids for Dyspnea in Cancer Patients: A Real-world Observational Study. J Pain Symptom Manage. 65(5), 2023, 400-8.
6) 山口崇. 緩和医療における呼吸困難への対処法：がんと非がん疾患の呼吸困難へのオピオイドの役割.

日本呼吸ケア・リハビリテーション学会誌. 30 (2), 2022, 177-80.

7) Navigante, AH. et al. Midazolam as adjunct therapy to morphine in the alleviation of severe dyspnea perception in patients with advanced cancer. J Pain Symptom Manage. 31(1), 2006, 38-47.

8) Hui, D. et al. Effect of dexamethasone on dyspnoea in patients with cancer (ABCD): a parallel-group, double-blind, randomised, controlled trial. Lancet Oncol. 23(10), 2022, 1321-31.

9) Hui, D. et al. Management of breathlessness in patients with cancer: ESMO Clinical Practice Guidelines. ESMO, Open 5: e001038, 2020.

10) Kako, J. et al. Fan Therapy Is Effective in Relieving Dyspnea in Patients With Terminally Ill Cancer: A Parallel-Arm, Randomized Controlled Trial. J Pain Symptom Manage. 56(4), 2018, 493-500.

11) Teunissen, SCCM. et al. Symptom prevalence in patients with incurable cancer: a systematic review. J Pain Symptom Manage. 34(1), 2007, 94-104.

12) 日本緩和医療学会 ガイドライン統括委員会編. "悪心・嘔吐の原因". がん患者の消化器症状の緩和に関するガイドライン (2017年版). 東京, 金原出版, 2017, 176p.

13) 萩原綾希子ほか. 短報：頭蓋内がん病変による難治性の頭痛および/または悪心に対するミダゾラム持続投与の有用性. Palliative Care Research. 19 (1), 2024, 71-6.

14) Tsukuura, H. et al. Efficacy of Prophylactic Treatment for Oxycodone-Induced Nausea and Vomiting Among Patients with Cancer Pain (POINT): A Randomized, Placebo-Controlled, Double-Blind Trial. The Oncologist. 23(3), 2018, 367-74.

15) 渡辺裕之ほか. 糖尿病を合併した終末期悪性リンパ腫患者の経口投与が困難な難治性悪心に対して アセナピン舌下錠が著効した1例. Palliat Care Res.16 (2), 2021, 133-8.

16) 三友堂病院緩和ケア病棟. 包括的指示.

17) Shinjo, T. et al. Care for imminently dying cancer patients: family members' experiences and recommendations. 28(1), 2010, 142-8.

18) Ito, T. et al. Optimal Paracentesis Volume for Terminally Ill Cancer Patients With Ascites. J Pain Symptom Manage. 62(5), 2021, 968-77.

19) Masuda, K. et al. Effect of paracentesis on the survival of patients with terminal cancer and ascites: a propensity score-weighted analysis of the East Asian Collaborative Cross-cultural Study to Elucidate the Dying Process. Support Care Cancer. 30(7), 2022, 6233-41.

20) 鳴海茜. がん性腹膜炎による腹痛・腹部膨満感をきたしている終末期がん患者におけるリドカインの有効性に関する多施設共同前向き観察研究 (EASED付帯研究)；日本緩和医療学会第27回学術大会 (抄録).

21) アメリカ精神医学会 (日本精神神経学会日本語版用語監修). DSM-5 精神 疾患の診断・統計マニュアル. 東京, 医学書院, 2014, 932p.

22) Fick, DM. et al. Delirium superimposed on dementia: a systematic review. I Am Geriatr Soc. 50 (10), 2002, 1723-32.

23) Inouye, SK. et al. Nurses' recognition of delirium and its symptoms: comparison of nurse and researcher ratings. Arch Intern Med. 161(20), 2001, 2467-73.

24) Meagher, DJ. et al. Phenomenology of delirium. Assessment of 100 adult cases using standardised measures. Br J Psychiatry. 190, 2007, 35-41.

25) 坂本龍一. ［連載］ぼくはあと何回、満月を見るだろう：第1回「ガンと生きる」. 新潮. 2022年7月号.

26) せん妄の臨床指針［せん妄の治療指針 第2版］. 日本総合病院精神医学会せん妄指針改訂班編. 東京, 星和書店, 2015, 148p.

27) 石光芙美子. Subsyndromal delirium から捉えたせん妄ケア構築の可能性. 日看研会誌. 39 (3) 2016, 172.

5章

日常生活から支える緩和ケア
〜「揺れない船」の作りかた〜

便秘・食欲不振・不眠への対応は

　ここまで述べてきた「痛み」や「嘔気」は日常生活から終末期まで多彩な病態により出現し、QOLを著しく低下させる症状です。また、「呼吸困難」「せん妄」は、それに加えてさらなる全身状態の悪化にシンクロして出現してきます。

　では、この章で考える「便秘」「食欲不振」「不眠」はどうでしょうか？ 私は、排便、食事、睡眠へのケアこそ、最後までその人の人生の全体を支えるケアであり、安定をもたらす重要な役割をもつと考えています。

　皆さんは船に乗ることはあるでしょうか。実は航海の間に「船が揺れないように支える」のは船底に近い部分にある「フィンスタビライザー」という翼を出す仕組みなのだそうです。フィンスタビライザーは船底の横から翼を出して揺れを減らすもので、1920年に日本の技術者が発明しました。現在はコンピュータで翼を動かして、70〜90％の揺れを減らすことができ、ほとんどの客船やフェリーなどにつけられているそうです（日本海事広報協会ウェブサイトより）。

　人生の最終段階を航海にたとえれば、病気という荒波や難所をくぐりぬける際に必要なのが、痛みやせん妄、呼吸困難、嘔気などへの舵取りです。それに対し、排便、食欲、不眠のケアは、日常的に緩和ケアの質を改善し、「常に船の安定を支える」とても重要なケアと考えられます。

　これは本当に確かなことで、重い病（serious illness）のなかでもその人が笑顔で普段の日常生活を送れるようにするためのポイントは、常にこの3つの日常的な身体的欲求が満たされているかにかかっていると言っても過言ではありません。幸福（well-being）というのは実は、「出すこと」「食べること」「寝ること」に大きく依存しているのではないでしょうか。私はよく、外来で患者さんに話します。「お通じが楽に出て、夜も眠れているのは、とてもよいことなんですよ」と。逆に、これらを軽視して、痛い目にあったことのない緩和ケア医はいないでしょう。

それでは、私たちも患者さんも、お互いに航海を長く楽しむために大切な支えとなるケアについて、考えてみましょう。

①便秘（排便）の緩和ケア

　便秘を含む排便の異常は、終末期に限らず、人生全体を通じて私たちの生活の質にかかわる大きな問題です。がんの緩和ケアはもちろん、非がん性疾患の緩和ケアのニーズ調査においても、特に認知症や神経難病のかたに便秘の緩和が特に高いニーズを示すことが報告されています[1, 2]。

　その人の排便状況は、食欲不振や吐き気、痛み、不眠、呼吸困難、せん妄など、多くの緩和ケアのメインとなる苦痛症状に関連しています。実は、便秘がこれらの症状の明らかな引き金や促進因子となっていることは多く、極論すれば、便秘さえ改善すればほとんどの状況で生活の質は改善するといえるのです。それくらい、便通の緩和は緩和ケアにおいて必須の条件といえます。

排便のアセスメント
〜大腸通過時間が便の硬さを左右する〜

　私たち医療従事者側の多くは、便通の状況把握に関して「お通じは出てますか？」と聞くことくらいで、それ以上の質問はされていないことが多いのではないでしょうか。「便秘」と一言で言いますが、近年、便秘の治療やケアは劇的に進歩しつつあります。特に、便秘が長期に続く場合は慢性便秘症として「便通異常症診療ガイドライン2023：慢性便秘症」に沿って対応することが求められています[3]。特に便秘とは、ただ「便が出る／出ない」「回数」が問題なのではなく、「排便が快適にできているか」が要点であるという考えかたの転換は大きなポイントです。つまり、「出るか出ないか」ではなく、「便の形状が硬すぎ／軟らかすぎないか」「浣腸や摘便などの処置を受けずに自然排便が得られるか」「便が残った感じはな

いか」などの点が重視されるのです。

　近年、便の硬さや形状に、一定の評価基準を設けることがコンセンサスになっています。「ブリストル便形状スケール」という1～7のスケール（表1）[4]は、1を「コロコロの硬便」、7を「水様便」とし、スケール3・4・5が「正常な便」とされます。「切れていないソーセージ」もしくは「なめらかなバナナ」が理想的です。このスケールで重要なのは、便の形状は大腸の通過時間を反映するという点です[4]。大腸通過時間が長ければ便形状は固くなり、短くなれば水様に近づきます。私たちは「下剤」を単純に「便を軟らかくして排泄を促す薬」と理解していたのですが、実は「大腸の通過時間」を自然に近づけることで良好な排便習慣を取り戻すことが目標になるのです。

これまでの便秘治療薬 ～酸化マグネシウム＋センノシド～

　これまで日本で最も多く使われてきた緩下薬といえば、浸透圧性下剤としての酸化マグネシウム、刺激性下剤としてのセンノシドと思います。これらを処方したことのない医師は少ないでしょう。しかし、皆さんはこれらが自然な「大腸の通過時間」を調節する機序ではないことをご存じでしょうか。

酸化マグネシウムの連用で高マグネシウム血症のリスクが

　酸化マグネシウムは、なぜ効くのでしょうか？　実は、酸化マグネシウムはそのままでは効果がなく、胃内で胃酸と反応することにより塩化マグネシウムとなります。その後、腸管内で炭酸マグネシウムに変化することで、腸管内の浸透圧を高めて腸内に水分を引き寄せることで排便を促すのです。生体内における酸化マグネシウムの反応は、胃内：$2HCl + MgO \rightarrow MgCl_2 + H_2O$ となり、次に腸管内：$MgCl_2 + 2NaHCO_3 \rightarrow 2NaCl + Mg(HCO_3)_2$ となります。そのため、プロトンポンプ阻害薬内服中や

表1 排便の評価と経口薬の特徴①

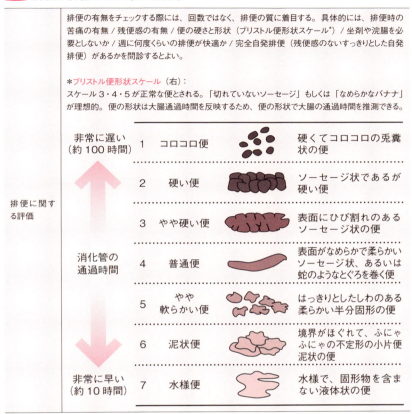

OIC：opioid-induced constipation（オピオイド誘発性便秘）　　　　（文献4より作成）

　胃切除後のかたでは、効果が出にくくなります。

　また、連用することで、特に腎機能の低下している高齢者では高マグネシウム血症（血清 Mg>2.5mg/dL 以上）が生じ、脱力感や眠気の原因となります。さらに近年はこの副作用による死亡例が複数報告され、厚生労働省医薬・生活衛生局より血清マグネシウムの測定なしで漫然と長期処方しないよう、注意喚起[5]がなされました。

表1 排便の評価と経口薬の特徴②

	薬剤名	機序	特徴	1日薬価
浸透圧性下剤	酸化マグネシウム（マグミット®）	腸管内水分移行。便の軟化作用	高マグネシウム血症のリスクがある。高齢者などで注意。	30円
	ラクツロース（ラグノス®）	腸管内水分移行。蠕動亢進	便の硬さ見て調節。ガスが増えることがある	100円
	ポリエチレングリコール（PEG）（一般名：マクロゴール〔モビコール®〕）	腸管内水分移行。便の軟化作用	膨張性下剤で自然な排便刺激となる。効果が出るまで数日かかることがある	170円
大腸刺激性下剤	センノシド、ピコスルファート	大腸粘膜、副交感神経刺激	耐性が生じるため連用は避けることをガイドラインで推奨	10円
上皮機能変容薬	ルビプロストン（アミティーザ®）	Clチャネルに働き水分を増加	嘔気が出ることがある	120円
	リナクロチド（リンゼス®）	GC-C受容体に働き水分を増加	水分を腸管に引き込む。腸管過敏性の改善	180円
	エロビキシバット（グーフィス®）	胆汁酸再吸収の抑制→大腸で蠕動亢進＋水分の分泌	食間に内服。食事が摂れる人向け。徐々に直腸の排便感覚が回復する	210円
末梢性μオピオイド受容体拮抗薬（PAMORA）	ナルデメジン（スインプロイク®）	消化管の末梢型μオピオイド受容体に拮抗。OICにのみ適応	OIC以前に便秘の際は、通常の緩下剤を併用。オピオイド開始後時間が経ってから内服すると、蠕動痛や下痢になりやすい	270円
漢方薬	麻子仁丸、潤腸湯、桃核承気湯、大建中湯など	腸内に水分を引き込む。大腸蠕動を促進（大建中湯）	潤腸湯は、麻子仁丸よりもマイルドに効く印象	―

OIC：opioid-induced constipation（オピオイド誘発性便秘）

浸透圧性下剤ならラクツロースが使いやすい

　その点、ラクツロースは高マグネシウム血症などのリスクがなく、安全に使用が可能ですので、緩和ケア領域では非常に使いやすい薬剤です。シロップやゼリー状のものもあるほか、近年、慢性便秘症に保険適用の通った「ラグノス®」も使用可能になりました。ただし、腸内細菌の作用によりガスが産生され「おなかが張る」という副作用には注意が必要です。

（ねころんで読める緩和ケア）

刺激性下剤は第一選択ではなくオンデマンドで！

　もう一つの便秘治療の変化は、刺激性下剤についてです。「便通異常症診療ガイドライン 2023：慢性便秘症」においては、これまで日常的に処方されてきたセンノシドが、定時での継続処方は控え、ほかの方法で排便が得られない場合のオンデマンド処方とすべき薬と位置づけられました[3]。

　センノシドは大腸刺激性下剤ですが、その機序は、腸内細菌の影響で代謝され生じたレインアンスロンが、腸管粘膜と腸管平滑筋内のアウエルバッハ神経叢を刺激して大腸を半ば強制的に動かすというものです。しかしこの機序は非生理的な機序であり、連用によって徐々に大腸の神経機能が悪化（大腸の筋層の神経細胞が減少）してしまうことがわかっています。その結果、ますます腸管感受性が低下してきます。

　筆者は実際に、高齢者の在宅や施設での療養の場で 100 歳近い超高齢者に 1 日 4～8 錠ものセンノシドが数十年連日使用され（徐々に効かなくなり増量）、ある日、麻痺性イレウスを発症しそのまま不幸な転帰となった事例を経験したことがあります。過去の処方についてはしかたのない経過とはいえ、刺激性下剤の連用をより早い段階で改善できなかったものかと悔やまれる事例でした。

　このような現状から、近年の診療ガイドラインでは、刺激性下剤は第一選択ではなく、まずは膨張性下剤や浸透圧性下剤、上皮機能変容薬を基本として、「必要に応じて頓用で」使用することが推奨されています[3]。

便秘に対しての新規薬剤 ～それぞれの特徴を知って合わせる～

生理的な大腸刺激を促す薬① 膨張性下剤「モビコール®」

　この 10 年ほどで、わが国の便秘治療の推奨は大幅に変わっています。本書では十分な解説はできませんが、緩和ケアの現場でも、今後より積極

的に選択するべきは膨張性下剤である「ポリエチレングリコール（PEG）（一般名：マクロゴール〔モビコール®〕）」ではないかと考えています。膨張性下剤は、消化管のなかで消化吸収されず、水によって容積を増大させ「便の量を増やして」、自然に大腸の大蠕動を促してくれるのです。食物繊維と同様に作用はあまり強くありませんが、数日後には自然に近い形での排便ができます。

　使用法は水60mLにつきモビコール®LD 1包の割合で、1回4包（1日最大6包）まで調節可能です。実際にはリンゴジュースやスポーツドリンク、味噌汁などにも混ぜることができます。これは高マグネシウム血症などの副作用も生じないため、小児から高齢者まで安全に使用できます。

生理的な大腸刺激を促す薬② 胆汁酸トランスポーター阻害薬「グーフィス®」

　もう一つ生理的な大腸刺激を促す薬剤として紹介したいのは、胆汁酸トランスポーター阻害薬であるエロビキシバット（グーフィス®）です。これは食事とともに十二指腸内に分泌される胆汁酸が大腸の蠕動を促進するという本来の機序そのものを利用した薬剤です。また、この薬剤は、大腸内で水分を腸管内に分泌させ便を軟らかくする効果もあるほか、直腸において伸展刺激に対して知覚閾値を低下させ便意発現効果をもたらします。

　つまり、この薬剤は忘れていた排便習慣を腸と脳に「思い出させてくれる」のです。これらは比較的安定して「食事も摂れている」高齢者には、うってつけと思われます。センノシドを毎日飲まないと排便がない、摘便や浣腸を医療従事者が行うことに依存していたようなかたも、グーフィス®を定時で飲み、さらに食事と一緒にモビコール®を飲むなどしつつ、「決められた時間にトイレに座る」習慣を続けると、徐々に自然な便意が生じてくるのです。

　グーフィス®は胆汁酸の再吸収を阻害する薬剤（たまに誤解されますが、胆汁酸を出すわけではありません）であるため、食事の刺激により胆汁酸が放出される前の食前に投与しておいたほうがよいとされています。「食

事が摂れる＝胆汁酸が出る＝再吸収を阻害して胆汁酸の効果を増強」という機序を意識して、処方するようにしてみましょう。これは食事からの自然な排便習慣を取り戻すイメージで使用できる、まさに「日常生活から支える」薬剤と思います（「5章③」の不眠の治療で述べた睡眠覚醒リズム調節薬（ラメルテオン、ロゼレム®）と似ています）。

便秘治療薬のさまざまな組み合わせ

さて、近年は便秘治療薬の選択肢は増えており、「おや？ ほかの薬剤は？」と思われる読者も多いと思います。粘膜上皮機能変容薬の一つであるルビプロストン（アミティーザ®）やリナクロチド（リンゼス®）をみてみましょう。

前者は小腸粘膜上皮のクロライドチャンネルを活性化し、小腸腸管内腔へのクロライド輸送により浸透圧を生じ、腸管内腔への水分分泌を促進することによる機序で便を軟らかくし排便を促します。また、後者は小腸粘膜上皮の受容体に作用して腸管上皮細胞のセカンドメッセンジャーである cGMP 量を増加させ、消化管知覚過敏を改善するほか、腸管への水分分泌促進作用により便秘や便秘型過敏性腸症候群に改善効果をもたらすといわれています。

いずれもよい薬ですが、こちらの2剤は強力に腸管からの水分分泌を増やすことが特徴であり、比較的、難治性の便秘のかたに強力に排便を促したい際に使用するイメージです。同時に下痢や腹痛の出現もありますので、まずはある程度食事が摂れるかたではグーフィス®を食前で内服し、膨張性（浸透圧性）下剤のモビコール®の併用で調節するなど、より自然な排便を意識した処方を行い、それで改善しない場合に使用するとよいように思います。

もちろん、薬価や使い安さなどから、酸化マグネシウムやラクツロース（ラグノス®ゼリーなど）、センノシドやピコスルファート、漢方薬など（**表1**）を適宜使用することも、特に終末期の患者さんには必要な選択肢ですので、患者さんの状態に合わせて選択します。

オピオイド誘発性便秘（OIC）の位置づけ

ナルデメジン（スインプロイク®）の落とし穴

ナルデメジンの機序

　緩和ケアの症状緩和治療に欠かせないのが、さまざまな痛みや呼吸困難に使用されるオピオイド鎮痛薬です。その際には、オピオイドによる便秘（オピオイド誘発性便秘〔opioid-induced constipation：OIC〕）に必ず配慮が必要です。μオピオイド受容体は中枢神経だけではなく、消化管を含む末梢にも分布しているため、鎮痛とは関係のない末梢性の機序で腸管の蠕動を抑制してしまうのです。それに対し、末梢のみでμオピオイド受容体拮抗的に作用する薬剤がナルデメジン（スインプロイク®）になります。

「OIC以前から便秘」「OICが発症してから長い」場合は要注意！

　ナルデメジンはOICに適応があるため、オピオイドを使用している患者さんの便秘に対して処方されることが多いのですが、実はこの薬剤の使用法には意外な落とし穴があります。それはOICになる以前から慢性便秘になっているかたには、この薬剤を開始するだけでは十分な効果がみられないということです。また、OICが生じてから時間が経ったかたに本剤を開始すると、蠕動が再開することで高率に「腹痛」「下痢」が生じてしまいます[6]。

　ナルデメジンは末梢性オピオイド受容体拮抗薬なので、理論的にも下剤ではありません（たとえば、皆さんのように「OICでない」人が内服しても、何も起きません）。あくまでもオピオイド開始前の状態に腸管機能を戻すだけですので、元々が便秘傾向であった場合や、硬い便が腸管内に大量に貯留している患者さんに対しては効果が乏しいだけでなく、腸管蠕動の回復に対して宿便による腸管内圧の上昇により高率に「腹痛」が生じてしまうのです。

ねころんで読める緩和ケア

ナルデメジン（スインプロイク®）の処方以外にできること・すべきこと

オピオイド開始前に薬で宿便を取り去ろう

　この事態を避けるためには、オピオイド開始前に通常の便秘治療薬や、刺激性下剤なども使用して、大腸内の宿便を可能な限り取り去っておくことです。もちろん、オピオイド開始時点でしっかりと食事が摂れているかたばかりではありません。そういった場合は、必要に応じてリナクロチド（リンゼス®）やルビプロストン（アミティーザ®）など速効性の高い薬剤や、ピコスルファートなどの刺激性下剤をしっかり使うことを推奨します。また、宿便に対して、直腸まで下りてきている場合には経肛門的な処置（坐剤や浣腸など）も積極的に行います。

オピオイドを内服している人の便秘＝ OIC とは限らない

　ナルデメジンにより効果があるのは、あくまでもオピオイドによって誘発された腸蠕動低下です。オピオイドを内服している人の便秘の原因はオピオイド以外の理由であることも多く、消化管の蠕動が低下する理由は消化管の腫瘍や腹膜播種、神経障害による腸管麻痺、脱水や高カルシウム血症など多岐にわたります。

　そのことを考えると、安易にスインプロイク®１錠を出して終わり、ではなく、それ以外の便秘治療薬やケアを重視しなくてはいけないことに気づくと思います。また、ナルデメジン開始後の腹痛を避けるためには、なるべくオピオイド開始時（早期）からの、併用がすすめられます。

非がん患者さんの便秘緩和にもナルデメジンを上手に活用しよう

　なお、オピオイドはがん性疼痛だけでなく慢性呼吸器疾患や慢性心不全のかたの呼吸困難、神経難病のかたの痛みなど非がん性疾患にも使用されます。また、少量のコデインやトラマドールにおいても、OIC が生じることから、非がんの緩和ケアの現場でもナルデメジンは周知されるべき薬剤です。もちろん非がんであっても、元からの便秘のかたには、OIC 以前の便秘診療や看護ケアを充実することが優先されます。

191

②食欲不振 〜「食べられない」「栄養が足りない」への緩和ケア〜

食欲不振・体重減少の原因を探そう

食欲不振や体重減少は患者・家族にとって大きな不安

　次に「食べる」を支える緩和ケアです。患者さんやご家族にとって、病気の過程で食事が摂れなくなることや、体重が減少することは大きな不安につながります。がん患者さんの経過のなかでは、手術や抗がん薬の治療中の支持療法としても、そして急激にADLが低下してくる時期においても、「どんなものなら食べられるでしょうか」「こんなに痩せてしまって……」という悩みを抱えている人は多いのです。心不全、慢性呼吸器疾患、神経難病など、代表的な非がん性疾患のいずれでも、特に終末期には体重が減少して経口摂取が難しくなる時期がきます。

　そのようななかで、食欲不振や体重減少の原因がその疾患によるものなのか、できることはないのかを、ご本人・ご家族と一緒に考えることが、私たちには求められます。

食欲不振・体重減少をひき起こす悪液質

　特にがんの終末期において通常維持されるべき筋肉や脂肪が減ってしまう病態には、悪液質（病気と関連した栄養障害によりタンパクの分解〔異化〕が亢進し、栄養摂取にもかかわらず合成が追いつかなくなる病態）があります。がんだけでなく多くの疾患で生じる悪液質は、飢餓状態や栄養摂取不良と区別して理解することが重要です（表2）。

　悪液質の根本には、適切な栄養摂取の量にもかかわらず、体内の代謝が変化し、消耗（異化）が合成を上回ってしまうメカニズムがあります。特にがんなどの悪性腫瘍では、常にがん自体から放出されるサイトカインや、

表2 悪液質と飢餓状態との違い

	飢餓状態	悪液質
基礎代謝	低下	維持〜亢進
糖代謝回転	低下	維持〜亢進
蛋白分解	低下	亢進
炎症タンパク質の合成	維持	亢進
組織分解	脂肪組織より動員 骨格筋は温存	脂肪組織より動員 骨格筋は減少
食欲	亢進	低下
栄養療法に反応	あり	なし
安静時エネルギー消費	低下	亢進

　病気に対する体内の免疫学的な応答が生じており（非常に単純化して書いていますが）、その結果、食欲不振、筋肉量の減少、エネルギー消費が増え、じわじわとその人の体力が奪われるのです（ 図1 ）。

　一方で、外からの栄養が減っても、筋肉や脂肪を分解することで体内の活動を行うエネルギーは保たれていくので、空腹感に悩むことはむしろ少なくなります。たとえは微妙ですが、非常に燃費のよい車のように、ごく少量の外からの燃料だけで生命が維持される傾向にあります。

共感的な姿勢と、食べることの支援が、希望につながる

気持ちに寄り添う対応を

　いくら「悪液質は栄養摂取不良とは異なる」とはいっても、患者さんやご家族は「痩せてくる」＝「栄養が足りない」と感じ、何かできることはないかと躍起になると思います。「もっと食べないと」「栄養の点滴をしてください」と相談されることもあるでしょう。このようなときに、ただ悪

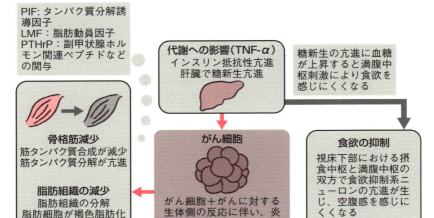

PIF：proteolysis inducing factor（タンパク質分解誘導因子）、LMF：lipid mobilizing factor（脂肪動員因子）、PTHrP：parathyroid hormone-related peptide（副甲状腺ホルモン関連ペプチドなどの関与）

図1　がん悪液質の発生メカニズム：なぜタンパク分解が亢進し、食欲が低下するのか

液質について「食べても栄養にならない状態で、痩せてきても体は維持されるので大丈夫ですよ」などと理屈だけ説明するのではなく、本人の「食べられないこと」への苦悩や、ご家族の「少しでもよくなってほしい」という気持ちに配慮した対応が求められます。

　まずは、食べられないことで不安な気持ちになっている患者さんやご家族の言葉に耳を傾け、丁寧にその感情を受け入れましょう。食べることができないつらさは、ご本人・ご家族のものです。食べることの大切さを否定せず、1回に食べる量を減らし、回数を増やす工夫や、食べやすい形状、種類を相談しましょう。

食べづらいときに食事を楽しむ工夫

食欲がないときに喜ばれるものは?

　多くの場合、熱のある体を休め、口渇を癒すことにもつながるシャーベットやガ○ガ○君などの氷菓は、おいしいと感じるかたが多いようです。冷たい水もとても喜ばれます。食事でいうと果物や、さっぱりした酢のもの、そうめんなどもよいようです。終末期のかたに対してどのような対応ができるか、栄養士の皆さんにも相談できる体制を作っていくことをおすすめします。

　また、ご家族などで用意できるならば、病院では提供しづらい寿司や鰻などを召し上がりたいというニーズにも積極的に応えましょう。「誤嚥するからダメ」ではなく、「どうしたら上手に味わえるか」を、専門スタッフにも助言を求めながら叶えることが重要です。

　また、食欲がないときにはゼリーやアイスなど甘いものが中心のセレクトになりがちですが、たまには塩昆布やおやつ昆布、するめなどの塩気があるものも提案しましょう。コンソメジュレや梅干しジュレ、具なしの味噌汁なども人気です。

"少しずつ、いろいろ" 盛り付ける工夫

　もう一つ重要なのは、盛り付けなどの見た目の軽さです。たとえば、いくつかに仕切られたプレート皿に一口サイズで少しずついろいろな料理を盛り付けると、ちょっとずつ食べられますし、ゼリーなどは小さなガラス容器やデザートカップなどに入れると、それだけで爽やかな印象になりま

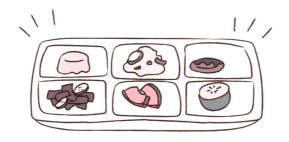

す。視覚と味覚、食欲は重要な関係をもっています。在宅での療養ではすぐにできる工夫ですし、こういった食器を病棟や病院で用意することが難しい場合には、あまり高価なものでなければご家族から持ってきてもらい、配膳の際に簡単に取り分けるようにしてはいかがでしょうか。

早期から積極的な口腔ケアと嚥下リハビリの支援を

食事を摂れない原因が悪液質だけではなく、口腔内の環境の悪化や嚥下能力の低下などにあった場合、適切なケアで改善できる可能性もある点にご留意ください。食支援は多職種チームの腕の見せ所です。積極的な口腔ケアで口腔衛生を保ったり（口腔カンジダや口腔乾燥をしっかり改善する）、義歯の調整を行うなど、医師・看護師だけではなく、言語聴覚士（ST）、歯科医・歯科衛生士と連携して口腔と嚥下のケアを試みましょう。また、摂食に適したポジショニングや口腔内の廃用症候群を防ぐ嚥下訓練・リハビリテーションも、なるべく早期に実施しましょう。

食欲を増進させる薬剤はないの？

胃が動かず充満しているとき

食事の工夫と同時に、治療としての薬剤も考えてみましょう。まず、一般的に食欲を感じない状況の代表は、「胃が動かず充満しているとき」です（ほかにも精神心理的な要因や、口腔内の問題、代謝上の問題など、複合的な要因が多いのですが）。

さまざまな要因によって胃や十二指腸の蠕動が低下し、食べものがなかなか下りていかないような場合は、制吐薬としても選択されるメトクロプラミド（プリンペラン®）、ドンペリドン（ナウゼリン®）が有用です。その機序は、主に消化管での 5-HT$_4$ 受容体刺激作用により胃内容や十二指腸から食物の排泄を促した結果、「おなかが減った」と感じることが増えるというものです。強い消化管閉塞や狭窄がなく、「胃がもたれる感じがし

て食べられない」人には、とてもよい処方になります。

「少しでも食べると、すぐにおなかがいっぱいになって」という早期満腹感（early satiety）があるようでしたら、食前30分前にナウゼリン®OD錠（メトクロプラミドに比べ、脳血管関門を通過しにくいため錐体外路症状は出にくい）の内服を試してみるのがおすすめです。

がん悪液質を背景とする場合

デキサメタゾン

次に、食欲不振が生じる原因として多いのが、悪液質を背景とする場合です。これは、がん細胞自体から放出される炎症性サイトカインにより満腹中枢が刺激されて生じます。そのような「がんによる食欲不振」に対して、がん細胞に対する免疫応答である炎症性サイトカインの放出を抑制することを目標に、少量のコルチコステロイドを試す価値があります。経口デキサメタゾン（デカドロン®。ベタメタゾンでも可）1〜2mg/朝1回程度の内服（またはデキサメタゾン〔デキサート®〕注1.65〜3.3mg朝1回点滴）で数日間使用し、食欲や倦怠感が改善するかをみてみましょう。

ステロイドの有用性

がん関連「倦怠感」に対するステロイドの有用性を見た研究[7]によると、まだ生命予後が月単位以上と予測され、日常生活も送れているかたで、眠気・不眠やせん妄などが出現していない場合の食欲不振であれば、ステロイドの有効性が高いことが知られています。逆に、PS（performance status；パフォーマンスステータス）が顕著に低下した患者さんや、眠気や胸水・腹水の貯留がある場合、ステロイドの効果は限定的です。つまり、まだ身の回りのことが自分ででき、ある程度予後が見込めるかたの「がんに関連した食欲不振」であれば、ステロイドを朝1回程度で試してみる価値はありそうです。

アナモレリン

最後に、近年、がん悪液質に対して保険適用が通っているアナモレリン（エドルミズ®）という薬剤についてです。体内で胃から分泌されて食欲を

増進するグレリンというホルモンの受容体に作用することで、悪液質の早期の段階からの進行を抑制することが期待されています。

ステロイドだけでは、食欲は出る可能性があるのですが、筋量の増加を示すエビデンスはありません。アナモレリンはまだまだ限定的ではありますが、がん悪液質の早期から使用することで食欲を改善し、体重の減少を抑制することが報告[8]されており、実際に内服して食事が摂りやすくなったという患者さんはおられます。保険適用の対象はあくまでもがん悪液質で疾患も限定されますが、診断後早い時期や、抗がん治療中など、より早い段階で検討されるべき選択肢の一つです。

「食べられない」人への点滴や経管栄養はどう考える?

終末期の高カロリー点滴や経管栄養での人工的栄養については、医学的な適応と患者さんやご家族の価値観・人生の質を考えると、つねに悩むテーマです。ときに医療従事者の価値観とご本人・ご家族の意向がすれちがうなど、コミュニケーション上の問題や葛藤を生じることもあります。

予後や QOL に対する点滴の効果は……?

まず、がんの終末期(死が近いと考えられる時期)の人工的水分栄養補給については、二重盲検無作為化比較試験があり、経口摂取が減少した患者さんに点滴を 100mL/ 日行った群と 1,000mL/ 日行った群では、終末期に予後への影響や脱水に関連した症状への影響は認めなかったという報告[9]があります(図2)。つまりがんの終末期では、生命の長さや生活の質(QOL)について、点滴の効果は乏しいという説明が可能です。

実際に、外から入ってくる栄養や水分が本人の体力や筋肉には合成されにくいといった悪液質に関する説明も行いながら、「点滴をする・しないは、あまり生命にかかわらない。口から少しずつ、おいしいと感じられるものを摂れることが大切です」と伝えることになります。

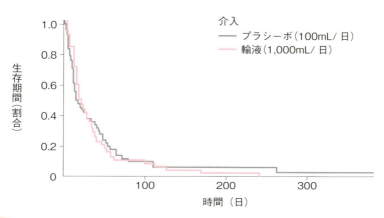

図2 終末期の輸液と予後の関連をみた研究
予後が日単位の129人の終末期がん患者を対象に行われた無作為化比較試験の結果、生理食塩水輸液1,000mL/日と生理食塩水100mL/日の群間で脱水関連症状変化、全生存率ともに有意差は認めなかった。

（文献9より引用）

その悪液質は不可逆的？ ―迷ったら一時的な栄養療法を！―

　一方で、「食べられなくなった」が、不可逆的な悪液質なのか、まだ栄養投与に反応する状態なのかがわからない場合などには、短期的に期間を決めて点滴や栄養療法を行う選択肢はあると考えられます。がんであっても、まだPSが良好なかたで、上部消化管や頭頸部の問題で経口摂取ができないかたには、積極的な高カロリー輸液や場合によっては胃ろうの造設も選択肢になります（図3）[10, 11]。

事実を告げること ＋ 共感を伝えること＝緩和ケア

　そういった、食べることに関する苦悩に対してのコミュニケーションでは、つらさへの共感なしにすすめることがないよう注意しましょう。私たちが患者さんやご家族と同じチームの一員になる際に大切なことは、事実を単に告げるのではなく、徐々に弱っていく不安に向き合っている患者さんやご家族の気持ちを察し、共感を同時に伝えることが必要ではないでし

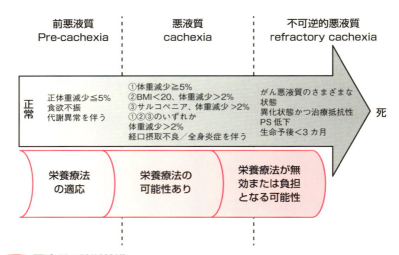

図3 悪液質の診断基準

（文献10、11より作成）

ょうか。

そのうえで、「なるべくは少量でも口から食べて過ごしたい」人には点滴を控えたり、点滴を行うこと自体がご本人の価値観や生活の質にプラスであり、明らかな不利益にならないのであれば、少量の点滴を行う提案も、よい緩和ケアといえるでしょう。

逆に、そのような価値観や選好に言及することなく「食べられないから、点滴をしなくてはならない」「点滴には意味がない」「口から食べることは、肺炎をひき起こす」という一方的な説明を、ご本人やご家族に、医師や看護師の立場で行わないことです。

自分に合ったものを少しでも食べられるよう話し合おう

ご本人やご家族が「何も食べられない」と話されたときには、その気持ちをしっかり受け止めたうえで「口から食べること」の可能性について積極的に話し合いましょう。「少しずつでも、食べられる、楽しめる工夫」について一緒に話し合うことは、常に重要なのです。

そして、相手の食べたいと思うものに対して興味や関心、敬意を払うことは重要です。そのような状況で多くの人が好むのは、必ずしも日常的な健康志向の文脈で尊ばれるものばかりではありません。味の濃いラーメンのスープや、炭酸飲料、甘い缶コーヒー、ガ○ガ○君のアイス、また、ご家族が持ってきてくれる、家で毎年漬けている梅干し、特別な思い出や好みのある食事など——医師や看護師が共感とともにそれらの「自分に合った食べもの」を数口でも食べられるよう支援し、気持ちも目標も保証することは、患者さんやご家族の気持ちをずいぶんと明るくするのではないでしょうか。

「食」について語り合うことは医療現場でも有益

意外に医師は、食べるものの種類や食欲がないときの工夫についてのアドバイスが苦手な傾向がありますが、これはもったいないことだと感じています。終末期に限らず人生のどのフェーズであっても、適切な栄養に関しての話題は当事者の興味をひくものです。私たちはその人の栄養学的側面だけでなく、健康や幸福に影響する大切なテーマとして、一緒に食卓を囲むつもりで相談に乗る姿勢があるとよいように、感じています。

医療現場でのよいコミュニケーションの一つに「食」の話題をもっていることは、人生のどんな段階でも「生きること」への支えになるのです。19世紀にフランスの美食家ブリア・サヴァラン（Brillat-Savarin）が残した「あなたが普段から食べているものをおしえてほしい。あなたがどんな人であるか、当ててみせよう（Dis-moi ce que tu manges : je te dirai ce que tu es.）」というやや挑戦的な言葉は、医療の場面でも当てはまります。その人がどんな好みをもち、どんな人生を送ってきたのか、その人自身への関心をもって食について語り合うことは、患者・医療従事者双方にとって有益な会話なのです。

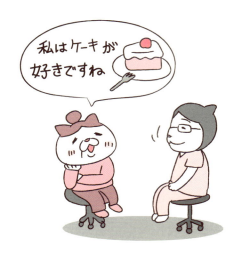

❸「不眠」への対処と緩和ケア
〜よりよい朝を迎えるために〜

　人にはさまざまな睡眠の習慣や傾向があることが知られています。毎日10時間寝ないと調子が悪い人もいれば、3時間でよいという人もいます。また、不眠に関して「年齢を重ねるにつれて減ってくるもの、増えてくるものは？」と問われれば、それは間違いなく「睡眠時間は歳とともに減り、REM（rapid eye movement）睡眠（比較的浅い睡眠）時間は増える」が答えです。つまり高齢者は「短く目が覚め、眠りは浅くなる」ものなのです。では、さまざまな重い病（serious illness）を抱えた状態では睡眠に関してどのような悩みがあるでしょうか？

　元々、人は、朝から外で光を浴びて仕事や家事をしたりしながら時間を過ごし、夕方以降は暗くなるにつれ徐々に活動を減らします。そして、寝る前のルーティンをこなしたあとで、それぞれの寝床に入り、就寝します。日々のパターンがときに不規則になっても、多くの場合は一過性のこととして対処できるのが健常な状態でしょう。本書を読んでいて、そのまま短時間の昼寝をするのもよいのです。

しかし、緩和ケアのかかわりが増えてくる時期の人の多くは、そのような対処がうまくできず、睡眠は大きな問題になります。さまざまな身体的な苦痛や、不安、焦燥感などの心理的な苦痛、社会的・スピリチュアルな苦痛が背景にあり、その多くが不眠や日中の眠気などの睡眠障害と関連します。逆にいうと、不眠が改善し「よく眠れるようになった」ならば、その人が失いかけていた「当たり前の日常」の一部を取り戻したことになります。このことはもっと高く評価されるべきなのです。

本書では、いわゆる一般人口における「不眠症」への対応ではなく、痛みや吐き気、呼吸困難や、侵襲的な治療など身体的なストレスを抱えた人の「不眠」を改善する方法について解説します。その人の生活の質を安定させ、平和な航海を続けるためのスタビライザーとしての「寝ること」について、よい方法を考えていきましょう。

緩和ケアにおける不眠では、せん妄の可能性を常に念頭に置く

せん妄患者さんの90%は不眠

「せん妄」については解説した部分（4章③）を読んでいただければと思いますが、せん妄の有病率は入院する高齢者では非常に高く、さらにせん妄患者さんの90%は不眠を合併します。せん妄の診断には、注意・集中力障害、見当識障害、短期の発症、身体的要因や薬物などの原因があることが基準ですが、そのほかに「その背後にせん妄が隠れている症状」を知っておくのがよいと思います。その代表が「倦怠感」「特定困難な苦痛」そして「不眠」なのです。このうち、「だるい」（倦怠感）や「何を聞いても『どこが痛い』とは言えず、とにかく苦しそうとしかいえない」（特定困難な苦痛）は、ご本人の発言や様子で拾いやすいところがあるのですが、「不眠」はよく聞いてみないとわからないことがあります。

日中の眠気はある？ 低活動性せん妄に注意！

　特に、日中も夜もうとうと寝ているかたの場合、患者さんに「夜は眠れていますか？」と聞くと、多くの場合「眠れない」と答えます。しかし、スタッフが「○○さん、夜は眠っていますよ？」と観察した様子を伝えてくれることもあります。このような場合は「低活動性せん妄」の可能性があります。患者さんの自覚症状として、「悪い夢の中にいるような感じ」「熟眠感がない」「日中も頭がスッキリしない」場合には、せん妄の評価を必ず行いましょう（4章③参照）。

　また不眠だけでなく、せん妄の診断にも関係するのが、「夜間の不眠」だけでなく「日中の眠気」です。夜間の不眠だけでなく、日中の眠気や頭のすっきりしない状態を含め「睡眠障害」と捉えましょう。日中ぼーっとしている、というのが眠気だけでなく、低活動性せん妄であることは、非常に多いのです。

　なかには「日中もうとうと眠いくらいがちょうどよい」というかたもいますが、もし「なんだか昼も夜も夢の中にいるようだ」という場合には、せん妄またはせん妄の前段階と考え、原因や促進・誘発因子への介入や環境調整を行いつつ、早めに少量の抗精神病薬±睡眠導入薬を使用してみましょう。その結果、「ぐっすり眠れた」「翌日はスッキリした、頭が軽くなった」というアウトカムが得られれば、それが正解なのです。くわしくは、せん妄の項目をご参照ください。

ハロペリドール（セレネース®）に睡眠導入効果はない

　また、皆さんの現場で不眠時の指示として「ハロペリドール（セレネース®）1A筋注」があるようでしたら、ぜひ、その指示は「不眠」ではなく、せん妄で幻覚などを伴う場合に限り少量のセレネース®を使用する方向で対応の見直しをおすすめいたします。セレネース®はドパミンD_2受容体遮断薬ですが、薬剤による拘束（脳活動を抑制する）としての側面が強くても、睡眠導入効果はありません。また錐体外路症状などの有害事象が必ず

表3 「対応すべき不眠」の鑑別フロー（不眠のトリアージ）

せん妄	意識障害（睡眠・覚醒リズムの障害）	早急な対応が必要
強い不安・焦燥感による不眠	過覚醒による不眠、自殺念慮など	
睡眠を障害する身体症状	痛み、呼吸困難、吐き気、排泄、掻痒感などに伴う不眠	
薬剤性・医原性	薬剤性の不眠	
うつ病	うつ病の症状としての不眠	
睡眠関連障害	睡眠障害（不眠症、睡眠時無呼吸、ナルコレプシーなど）	
誤った生活習慣	睡眠衛生の問題	

不眠の緩和ケアでは、せん妄や強い不安・焦燥感、自殺念慮や睡眠を妨げる不快な身体症状を、最初に除外・対策する。そのうえで不眠の原因を同定し、対策を講じていく。

（文献12より引用・改変）

生じてきますので、なるべく連用を避ける必要があります（多くの研究で抗精神病薬を連用により生命予後の短縮効果が認められています）。

不眠の評価ポイント

不眠のさまざまな要因

　さて、ここからが本題ですが、患者さんはせん妄以外でも多くの要因で不眠に悩まされます。身体的な苦痛や、精神的な不安・焦燥感が強い場合には、専門家への相談も必要なことがあります（表3）[12]。また、薬剤性・医原性の場合には、不眠の原因となっているもの（特にコルチコステロイドや、利尿薬、抗うつ薬など）の開始や、中止・減薬にも注意します。

生活習慣で改善できる不眠には「睡眠衛生」指導を

　また、生活習慣で改善できるものがないか、検討します。
　もし日中の眠気が強く、昼夜の逆転が生じている場合には、日中を必要

以上に眠らずに過ごせるように工夫し（眠気をもたらす薬剤の変更・減量）、リハビリテーションや気分転換、コーヒーなどカフェインの入った飲みものなどをすすめることにします。また、夜は寝床に入ってから眠れなくても気にせず、とりあえず眠くなるまで待ってよいことを伝えましょう。そして翌日は多少眠くても積極的に日の光を浴び（メラトニンが14～15時間後に放出されます）、日中に昼寝をしすぎないことで、自然に睡眠覚醒リズムが戻ってくるのです。

これらの工夫は「睡眠衛生」とよばれる環境の整備として、「日常生活でできる緩和ケア」と考えていただければと思います。

4つの睡眠障害のパターンと薬剤選択（表4）

次に不眠（睡眠障害）の分類を見てみましょう。4つの睡眠障害のパターンとは、「①入眠困難」「②中途覚醒」「③熟眠障害」「④早朝覚醒」です。「なかなか布団に入っても寝つけない」のが①ですね。「いったんは眠るけれど、すぐに目が覚めて朝までそれをくり返す」が②、そして「なんとなく眠れるけれどぐっすり眠れた感じがしない」が③です。

これらは不眠への対処にきわめて重要なアセスメントです。なぜなら、それによって使用する薬剤が選択されるからです。ぜひ、患者さんとこの①～④のどれに当たるか、付随している症状（痛み、トイレ、不安、イライラ、24時間の点滴や訪室のストレスなど）がないか、対話をしてみてください。症状について話すことから、緩和ケアは始まります。

次に、具体的な薬剤の選択について述べます。

ねころんで読める緩和ケア

表4 不眠症のタイプと選択する薬剤の目安

不眠症のタイプ		睡眠薬	薬剤例
睡眠覚醒リズム障害	昼夜のサイクルと体内時計のリズムが合わず、望む時間帯に睡眠をとることができない	メラトニン受容体作動薬 オレキシン受容体拮抗薬	ラメルテオン（ロゼレム®） レンボレキサント（デエビゴ®） スボレキサント（ベルソムラ®）
入眠困難	なかなか寝つけない。眠りにつくのに1時間かかる	超短時間作用型 短時間作用型	ゾルピデム（マイスリー®） エスゾピクロン（ルネスタ®） ゾピクロン（アモバン®）
中途覚醒	夜中に何度も目が覚める。そのあと寝つけない	短時間作用型 中時間作用型	フルニトラゼパム（サイレース®） ブロチゾラム エスタゾラム（ユーロジン®）
早朝覚醒	朝早く目が覚めて、もう一度寝られない	中間作用型 長時間作用型	ニトラゼパム（ネルボン®） クアゼパム（ドラール®）
熟眠障害	ぐっすりと眠った感じがしない。眠りが浅い	超短時間作用型 短時間作用型 中時間作用型	上記に追加で トラゾドン（デジレル®、レスリン®）

・不眠も、便秘と同様、なるべく生理的睡眠の導入・維持が理想。
・まずは睡眠覚醒リズム調節薬のロゼレム®＋デエビゴ®を開始しつつ、睡眠衛生の改善を図る。
・眠くならなくてもベッドに入っていること、眠れなくても翌日は1日起きていること、日中の午後以降に昼寝をしないことなどを指導する。
・調子が整うまで1〜2週間くらいはかかることを伝える。
・そのうえで、その日から眠れるように、上記の薬剤を併用する。

不眠にかかわる薬物治療 〜睡眠覚醒リズム調節薬と、睡眠導入薬〜

睡眠覚醒リズム調節薬：2剤併用で、ゆっくり自然なリズムに戻す

「寝つきが悪い（入眠困難）」場合や「夜は目がさえて眠れない」場合には、「体内時計」を意識した薬剤を選択します。人間は本来、日中光を浴びることで、夜になると自然に眠くなるホルモン（メラトニン）が視床下

207

部から放出されますし、夜間には薄暗い状態で寝床に入ることで覚醒を促すオレキシン受容体が抑制され、自然な入眠を促します。このリズムを調節する薬剤が、メラトニン受容体作動薬であるラメルテオン（ロゼレム®）、オレキシン受容体拮抗薬（レンボレキサント〔デエビゴ®〕、スボレキサント〔ベルソムラ®〕）です。

この2つは睡眠覚醒リズム調節薬としてセットで処方することが多いです。少なくともロゼレム®1錠でその日からぐっすり眠れるというものではなく、1〜2週間ほど継続することで、徐々に夜の寝つきがよくなってきます。これらは時間をかけて「眠りという畑を耕してくれる」2剤ですので、患者さんにもご説明して、効かないからといってすぐにやめず、ぜひ2週間ほど継続していただければと思います。

デエビゴ®はやや速効性がありますが、いずれにせよこれらは便秘の部分（5章①）で述べたポリエチレングリコール（PEG）（一般名：マクロゴール〔モビコール®〕）や胆汁酸トランスポーター阻害薬（エロビキシバット〔グーフィス®〕）と似ています。その人の体内での「リズム」をより自然に取り戻させる薬剤という理由で、最近の基本的な薬剤となっています。

> 処方例：
> ・ロゼレム®（ラメルテオン）8mg1錠＋デエビゴ®（レンボレキサント）5mg 眠前、1〜2週間継続。
> ・デエビゴ®（レンボレキサント）は日中の眠気に応じて2.5/5/7.5/10mgで調節。頓用でも可。

ちなみに吸湿性などからベルソムラ®は開封後すぐに内服する必要があり、一包化は難しいこと、細かな用量調節がしにくいことから、筆者はデエビゴ®を多く処方しています（ただし、まれに悪夢を生じるかたがいることに注意が必要です）。

ねころんで読める緩和ケア

入眠困難＋中途覚醒：「早く眠りたい」「まとまって寝たい」「リラックスしたい」に備える処方

睡眠覚醒リズム調節薬では不十分な場合

臨床では、中途覚醒が合併していることが多いものです。睡眠覚醒リズム調節薬の処方だけでは効果が出るまでに時間もかかり、「とにかく眠りたい」人には効果が不十分です。また、寝つきはよいけれど、すぐに目が覚める中途覚醒型の不眠には、「ぐっすり長く眠れた感」がほしいかたには不十分なことがあります。

従来の睡眠導入薬の特徴

そういった場合に使用するのが、従来の睡眠導入薬（多くはベンゾジアゼピン系薬剤）です。くわしくは解説する紙幅がありませんが、いずれも脳神経系のGABA$_A$受容体という意識を低下させる部位に作用し「眠くなるスイッチ」を刺激してくれます。非ベンゾジアゼピン系とよばれるもの（エスゾピクロン〔ルネスタ®〕、ゾピクロン〔アモバン®〕、ゾルピデム〔マイスリー®〕など）も、実は同様の部位に結合しているので実態は同じです。お酒で酩酊するという状態は皆さんも経験があるかもしれませんが、アルコールは同じベンゾジアゼピン受容体の一部を刺激することから、それと似た機序をイメージしてもらえればと思います。

とてもよく眠れることはありますが、自然な睡眠とは異なり、飲酒後のように眠りが浅くなったり翌日に残ったりするのもその特徴です。これらの薬剤には、作用時間により超短時間作用型（エスゾピクロン〔ルネスタ®〕、ゾピクロン〔アモバン®〕、ゾルピデム〔マイスリー®〕など）、短時間作用型（ブロチゾラム）、中時間作用型（フルニトラゼパム〔サイレース®〕、ニトラゼパム〔ネルボン®〕、エスタゾラム〔ユーロジン®〕など）、長時間作用型（クアゼパム〔ドラール®〕など）があります。

睡眠導入薬の使い分け

患者さんが「寝つきをよくしたい」という場合には比較的入眠効果の期待できるエスゾピクロン〔ルネスタ®〕を選択します。ゾピクロンに比べ、

209

「苦み」という独特の味覚異常が少ないことが特徴です。また、「眠りが短い、すぐに目覚めてしまって、朝まで眠れない」というかたには、ブロチゾラム、またはフルニトラゼパム1錠とし、翌日の「持ち越し（二日酔いのような感じ）や眠気」を評価します。

ゾルピデムやトリアゾラムなど超短時間〜短時間作用型の薬は依存や筋弛緩（転倒）やせん妄のリスクが高いため、新たな開始は推奨されません。しかし、すでにこれらの薬を元々常用・連用しているかたは急にやめない（反跳性の不眠や退薬症状が生じるため）ことを推奨します。

一般に、ベンゾジアゼピン系の薬剤は習慣性もあるため、まずはその人自身の睡眠周期を取り戻すような日中・夕方・寝る前のルーティンをしっかりつくり（睡眠衛生の改善）、睡眠覚醒リズム調節薬であるラメルテオンとレンボレキサントをメインで使用したほうがよいと思います。

それに加えて、これらのベンゾジアゼピン（非ベンゾジアゼピン）系薬剤を柔軟に併用することで「まとまって眠れた」感をもたらすことができます。また、本来の使用ではありませんが、多少の健忘作用があり嫌なことをくよくよ考えにくくなる「抗不安作用」も期待でき、そのような傾向で眠れない（いろいろ夜になると考えてしまう）かたにもおすすめです。不眠には抑うつや不安も関与しているため、そういった「過覚醒型」のかたには、ロラゼパム（ワイパックス®）やアルプラゾラム（ソラナックス®）などの抗不安薬やミルタザピン（リフレックス®）、トラゾドン（デジレル®、レスリン®）などの抗うつ薬を合わせることをおすすめします。

熟眠障害：「ぐっすり眠りたい」「もう少し眠りたい」に合わせる処方

意識を低下させるベンゾジアゼピン系薬が処方しづらいこんな場合は……

ここまでで、だいたいは大丈夫、という感じでしょうか？しかし、ここで、せっかく本書を読まれている皆さんにもう一つ、おすすめの処方提案があります。それは「熟眠障害」が残る場合や「せん妄」が疑わしい場合の処方です。「寝てはいるけど、なんだかスッキリ眠れない（起きられ

ない）」「夜間追加で内服をしても、翌朝に残りにくい処方が欲しい」というとき、明らかなせん妄ではなくとも閾値下せん妄が疑われる場合には、より意識を低下させるベンゾジアゼピン系薬は処方しづらいものです。

このような場合には、せん妄の項目で述べたように、ごく少量のクエチアピン（セロクエル®）6.25〜12.5mg（鎮静作用があり半減期が短いため不眠時に有用です）や、不眠に対して使用しやすい抗うつ薬であるトラゾドン25mg 1〜2錠があります。トラゾドンは、せん妄のところ（4章③）でも述べたように、用量により抗うつ薬ではなく5HT（セロトニン）受容体に作用してノンレム睡眠を増やしてくれます。つまり、「ぐっすり眠れた」という効果が期待できるのです。

不眠時に追加できる薬剤も準備しよう

また、夜勤の看護師にとって、定時だけでなく「不眠時に追加」できる薬剤が医師から予測的に指示されていると助かります。「もしかしたら、せん妄かもしれないけれど、まずは安全に朝まで寝てもらいたい」という入院患者さんに、「トラゾドン25mg 1〜2錠、1日4錠まで」として処方し、使用方法を多職種で共有するのです。翌日への持ち越しやふらつきが少ないため、ほかの薬剤と合わせて就寝前に定時で内服（中途覚醒したときの追加も）していただくのも、たいへんよい処方です。

逆に、ハロペリドール（セレネース®）やリスペリドン（リスパダール®）など、就眠作用の少ない抗精神病薬を通常の不眠に追加使用しないようにしましょう（一見寝たように思えても、長い半減期のため徐々に錐体外路症状が出現し、誤嚥や廃用につながります）。

「よい眠りと目覚め」を 緩和ケアの key issue に！

緩和ケアにおいて不眠を改善することは、患者さん、ご家族、医療従事者共に、とても大きなメリットを得られる話題です。患者さん自身の安楽を担保する側面と、せん妄の予防・早期対策という側面、心身の疲労の回

復（抑うつや倦怠感に関連）などの治療的側面に影響しますし、実は不眠の改善は、患者さんのすべての主要な症状緩和の質を高め、その人のQOLを底支えする強力な援軍なのです。

　診察やケアの際にその人が「眠れたか」を一言で聞いて終わらせるのではなく、「寝つきがよかったか」「悪夢や不快な眠りはなかったか」「まとまって眠れたか」「すっきりとした目覚めか」「日中の眠気は不快でないか」（排便の問診と似ていますね）など、より豊富な「見どころ・聞きどころ」をつくっていただくことをおすすめします。

　また、詳細は割愛しますが不眠に関する非薬物療法やケア・環境調整はとても重要です。睡眠衛生を改善する取り組みは日中から始まり、適切な時間にベッドを離れて過ごす（眠るときまでベッドに入らないのが理想ですが……）、夕方以降はカフェインの入った飲みものを飲まないことや、トイレをしっかり済ますこと、点滴を日中で切り上げるなど、意外に多くの方法があるのです。

　また、患者さんと不眠について話し合うことも重要です。「日中に眠気が強くなければ、無理に眠らなくても大丈夫、って思えるようになりました」「薬ではなくて、看護師さんに話を少し聞いてもらったら、それでよかった」などと話してくれる患者さんもおられます。不安や焦燥感、過覚醒な状態では次章の抑うつ・不安などの合併も疑って対応することが有用です。

　もし「不眠の緩和ケア」が合格点なら、そのほかの多くの「主要な症状緩和」が困難であったとしても、そのかたの緩和ケアはそれだけで一定の基準をクリアしていると考えてもよいかもしれません。私たちは、すべての人が「眠れないほど苦しいことはなく」「その日の夜を不安なく迎え」「よく眠れ、すっきり目覚める」ことにもっと重きを置くべきではないでしょうか。「よく眠れ、せん妄ではなく、翌日も穏やかに起きて日中過ごせる」ことは、緩和ケアにおいて、最も重要なアウトカム目標なのです。

　ここまで、便秘、食欲不振、不眠という、3つの「日常を支える緩和ケ

ア」について述べてきました。病気にはなったけれど、きちんと食べて、寝て、出せることの素晴らしさ。これができれば「最期までその人らしく」を支えることができます（病院だけでなく、在宅や介護施設でもおすすめの目標です）。

　簡単なようで難しいこれらのケア。これらを集中的に学び、エビデンスに基づいて対処できる、改善を約束できる、そんな病棟・チームでありたいものです。

引用・参考文献

1) Amy, S. et al. Care for the Seriously Ill. N Engl J Med. 373 (3), 2015, 747-55.
2) Hamano, et. al. Unresolved Palliative Care Needs of Elderly Non-Cancer Patients at Home: A Multicenter Prospective Study. Journal of Primary Care & Community Health. Volume 14, 2023, 1-10.
3) 日本消化管学会編. 便通異常症診療ガイドライン 2023：慢性便秘症. 東京, 南江堂, 2023, 144p.
4) Lewis, SJ. et al. Stool form scale as a useful guide to intestinal transit time. Scand J Gastroenterol. 32 (9), 1997, 920-4.
5) 厚生労働省医薬食品局. 医薬品・医療機器等安全性情報. No.252. 平成 20 年（2008 年）11 月. https://www.mhlw.go.jp/www1/kinkyu/iyaku_j/iyaku_j/anzenseijyouhou/252.pdf（2024 年 6 月閲覧）
6) Okamoto, A. et al. Opioid therapy duration before naldemedine treatment is a significant independent risk of diarrhea: a retrospective cohort study. J Pharm Health Care Sci. 7 (1), 2021, 3.
7) Matsuo, N. et al. Predictors of responses to corticosteroids for anorexia in advanced cancer patients: a multicenter prospective observational study. Support Care Cancer. 25 (1), 2017, 41-50.
8) Takayama, K. et al. Anamorelin (ONO-7643) in Japanese patients with non-small cell lung cancer and cachexia: results of a randomized phase 2 trial. Support Care Cancer. 24 (8), 2016, 3495-505.
9) Bruera, E. et al. Parenteral hydration in patients with advanced cancer: a multicenter, double-blind, placebo-controlled randomized trial. J Clin Oncol. 31 (1), 2013, 111-8.
10) Fearon, K. et al. Definition and classification of cancer cachexia: an international consensus Lancet Oncol. 12 (5), 2011, 489-95.
11) 日本緩和医療学会 緩和医療ガイドライン委員会編. "がん悪液質の概念と最近の動向：悪液質発生の機序". 終末期がん患者の輸液療法に関するガイドライン（2013 年版）, 47.
12) 小川朝生. 寝かしたほうがよい不眠、寝かさなくてよい不眠－閾値下せん妄を見つける. 緩和ケア. 7 (4), 2017, 241-5.

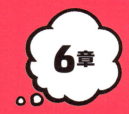

精神的なつらさへの緩和ケア

「心の痛み」をどうみるか、どう向き合うか

　3章の「身体的な痛みの緩和ケア」でプラセボ効果について述べたように、人は痛みの受容においても不思議なほど精神的な不安や恐怖に影響を受けます。逆に、勇気や自信、安心を味方にすれば、同じ武器（鎮痛薬やケア）であっても痛みによりうまく対処できるのです。このような性質をふまえると、私たちはさまざまな苦痛を抱える人に対し、ただ「説明」や「投薬」を行うだけでなく、その人が地に足をつけて自身の困難に対処していけるよう共感的に接するコミュニケーションの改善により、緩和ケアの質を上げることが可能です。

　……と、そこまではよいのですが、この章で扱う問題は、それと似て、少し別です。ここではその人の内なる支えとなる「心」自体が悲鳴を上げている状態をどうみるか、考えていきましょう。

病の経過における重大な心理的危機

　心は、仮に血を流すほどのダメージを受けても、外には見えませんが、重篤な病の経過のなかで、大きな心理的危機はいくつかあります。

　がんを例にとると、がんを疑われた精密検査の時点から日常生活への影響が生じ始め、「病名の告知」の時点で最初の大きなショックを受けます。頭が真っ白になるような衝撃を受けた時点から、一般的には数週間、適応のための心の揺れを経験しつつ、少しずつ現実的な対応や情報収集を行い、希望を抱きながら、徐々に適応して日常生活を送る形になります（図1 [1]）。

　もう一つの典型的で大きな心理的ダメージは、治療中に「がんが進行／再発した」という知らせによりもたらされます。手術後もう何年も経って「きっと大丈夫だろう」と思っていた矢先、体調不良を感じて病院に行ったときに担当医から唐突に「再発」を告げられたとき、または、進行がんに対する抗がん治療に効果があると信じ、副作用に耐えながら治療を受けていた挙げ句に「進行しています」と告げられたとき——それは、がんの

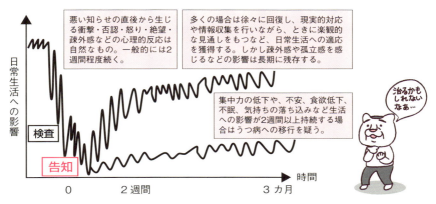

図1 悪い知らせの告知（Breaking Bad News）に対する心の反応

（文献1参照）

診断時と同等か、それ以上に厳しい知らせになります。なぜなら「近い将来に死が迫っている」という予感をもたらすからです。もちろん、終末期であることや、がん治療の中止を告げられるときにも、その人の心は大きな危機を迎えるでしょう。

医療従事者に何ができるか？

Breaking Bad News を支える体制づくり

こういった局面で重要な手助けとなるのは、悪い知らせの告知（Breaking Bad News）の際、高いコミュニケーションスキルや環境への配慮、アフターフォローを十分に行う体制づくりです。そのための手順書（プロトコル）であるSHAREやSPIKES、共感・感情に配慮するスキル（NURSE）を医療従事者が学ぶためのコミュニケーションスキルトレーニング（communication skill training；CST）はわが国でも継続的に行われ、効果を上げています。代表的なプロトコルは、専用サイトでダウンロード可能です（p270参照）。

発症の完全な予防は難しい

それらの対応を心がけていても、大うつ病・適応障害・不安障害は発症

のタイミングを予測したり、完全に予防できるわけでもありません。その多くは心理的のみならず、その人自身の身体的・社会的なリスク因子に合併し、さまざまな配慮がなされても一般人口よりも高い率で発症するのです。

　発症の完全な予防が難しいとすれば、次に必要なことはなんでしょうか？　それは早期に、誰かが、介入を必要とする気持ちのつらさに「気がつくこと」です。そのために知っておくべき点について述べたいと思います。

私たちが知っておくべき「心の痛み」の知識

抑うつ

　がんを発症した人のうつ病の有病率[2]は高く、さまざまな研究では実に20～40%に何らかの精神的な不調を抱えるといわれています（うつ病や適応障害、不安障害などを合わせて）。また、心不全患者ではなんと半数以上にあたる56%に何らかの不安が認められ、そのうち臨床上顕著な不安は29%にみられるという報告[3]もあります。うつ病については19%、抑うつ状態は33%にみられ、重度のうつ状態は心不全の予後不良因子であることがわかっています[4]。身体疾患のアウトカムにおいて精神疾患が与える影響は大きく、心筋梗塞後5～15日間に発症するうつ病は6カ月以内の死亡について5.7倍の危険因子です[5]。また、脳梗塞後にうつ病に罹患した患者さんは、うつ病に罹患しなかったかたと比較して10年間死亡率は3.4倍高く、脳梗塞後の予後に心理（精神）社会的な影響が大きなことがわかります。糖尿病においてもうつ病を合併した症例は、非うつ病症例と比べて3年間の死亡率で2.3倍高率となります（年齢、性別、教育年数で補正しても）。

不安障害

　次に「不安（anxiety）」は精神医学的には「対象のない恐れの感情」と定義されます。明確に対象がある場合は「心配」「気がかり」として区別されますが、「不安障害」といえるものは、対象が明確でなくても「心細

く急に怖いような気持ち」で、日常生活に支障が生じる段階のことを指します。

　たとえば50代の会社員Cさんが、肺がんと診断され、幸い手術を受けることはできたのですが、その後の職場復帰までになかなか体調が戻らない、という状況を想像してみましょう。主治医からは「体力を戻すためには積極的に運動をしたほうがよい」といわれ、子供と配偶者からも応援してもらいながら、なんとかそれに取り組もうとするのですが、いつまでも身体のだるさや疲れやすさが抜けないのです。しまいには夜も眠れず、夜中に動悸がして飛び起きるということが出てきました。こういった場合、まずは採血や心電図の検査をはじめ、体調を悪化させる身体要因がないかチェックするわけですが、これといって原因が見つからない。「ここは気持ちでがんばろう」と、Cさんは会社に復職願いを出しましたが、そのとき自分の同期が、将来自分が望んでいた重要なポストに、自分のいない間に昇進していたことを知らされました。自分が病気をしたせいで、会社にも居場所がなく、家族にも合わせる顔がないと感じたCさんは、初めは自分の落ちこみを隠して明るく振る舞っていましたが、徐々に吐き気がして食事も喉を通らない状態になりました……。

　皆さんはこういった患者さんに、次のように、適切に声をかけられるでしょうか？「Cさん、少し大変なようですね。一度、話を聞かせてもらえますか？」と。

　精神科医ではなくとも、抑うつや不安に対して知っておくべき知識や、身に付けておきたい対応について考えてみましょう。

体に現れる症状としてのうつ病・適応障害

　大切なことは、多くの抑うつやうつ病は身体的な不調を主として呈するため、初めは心の問題とは気づかれにくいということです。それはCさんのように、疲れやすさや息苦しさ、動悸、吐き気などの身体的な形で表

出されることがほとんどです。これを「身体化（somatization）」といいます。実際には、うつ病や適応障害など気持ちのつらさが大きく影響しているのに、自覚症状は身体症状で、一般内科を受診することがほとんどなのです。うつ病患者のうち、最初に身体症状しか訴えなかった患者は 69% にも上ったという報告[6]があります。表面的には明るく振る舞っているような人が、うつ病を抱えて生きておられることは、ごく一般的なのです。

　さらに、人は「弱い自分を見せたくない」「がんという病気になっただけでなく、心の病気にまでなったなんて周囲に申し訳ない」「忙しい先生や看護師に、つらいと言えない」などという気持ちや自己スティグマ（烙印）から、ますます気持ちのつらさを一人で抱え込むことになります。

　患者さんはがんの告知や進行以外にも、さまざまなストレスにさらされます。基本的な事項として「がん患者さんの 10 人に 2〜4 人はうつ病・適応障害の経験あり」と覚えておく必要があります。「いや、そんな多くないですよ？ 抗うつ薬なんて、処方したことないですし」と思われますよね。もちろん、多くの臨床では患者さんは自分なりの対処を重ねているのですが、次に述べるうつ病や適応障害の診断基準などを私たちが理解していることで、気持ちのつらさへの見方が変わるかもしれません。

うつ病・適応障害の診断基準と問診のしかた

　うつ病は気分障害の一つで、日本人の人口の 6〜10% 程度が罹患しているありふれた病気です。「一日中気分が落ちこんでいる」「何をしても楽しめない」といった精神症状とともに、「眠れない」「食欲がない」「疲れやすい」といった身体症状が現れ、日常生活に大きな支障が生じている場合、うつ病の可能性があります。そのほかの気分障害には、うつ病との鑑別が必要な双極性障害（躁うつ病）などがありますが、うつ病と双極性障害とでは治療法が大きく異なるため、専門家による判断が求められます。

うつ病の診断基準：DSM-5 に基づいた問診を

うつ病は「2 つの質問」でスクリーニング可能！

うつ病の診断基準（米国精神医学会（APA）の精神障害の診断・統計マニュアル第5版〔DSM-5-TR〕）[7] や重症度の評価を **表1** [7] に示します。ここにあるように、DSM-5-TR の 9 項目のうち「1. 抑うつ気分」、「2. 興味または喜びの喪失」の少なくとも 1 つを含む 5 項目が陽性であれば、うつ病の診断になります。

しかし実は最初の 2 項目のみの質問法（2 質問法）でも、うつ病のスクリーニングが可能です。「1. この 1 カ月の間、気分が沈み込んだり、憂うつな気分になったりすることがよくありましたか？」「2. この 1 カ月の間、どうも物事に対して興味がわかない、あるいは心から楽しめない感じがよくありましたか？」のどちらかが YES であれば、感度 97%、特異度 67%で、うつ病が陽性となります[8]。したがって、そこから残りの 7 つの項目についても聞いていけばよいのです。これはプライマリケアの現場でのうつ病のスクリーニングに非常に有用なツールです。

短時間で精神疾患を見つけられる「自己記入式質問票」PHQ-9

9 つの質問を聞き出すのに、より便利な質問票が、うつ病の重症度を併わせて評価する患者さんの自己記入式ツールである PHQ-9（Patient Health Questionnaire-9）です（**表2**）[9, 10]。これは多忙なプライマリケア医が短時間で精神疾患を見つけるシステムとして開発された「自己記入式質問票」で、合計点により、1〜4 点は軽微、5〜9 点は軽度、10〜14 点は中等度、15〜19 点は中等度〜重度、20〜27 点は重度とする、抑うつの評価尺度です。10 点以上で大うつ病性障害が存在する可能性の閾値とされ、診断と重症度が同時に評価できます（あくまでも、DSM-5 の 9 つの質問項目のうち最初の 2 質問のどちらかが YES であったかたに続けて行う、スクリーニングのステップであることにご注意ください）。

表1 うつ病の診断基準（DSM-5）と自己記入式質問票（PHQ-9）

診断基準

A 以下の症状のうち5つ（またはそれ以上）が同じ2週間の間に存在し、病前の機能からの変化を起こしている。これらの症状のうち少なくとも1つは（1）抑うつ気分、または（2）興味または喜びの喪失である。

注：明らかに他の医学的状態に起因する症状は含まない。

1. その人自身の言葉（例：悲しみ、空虚感、または絶望を感じる）か、他者の観察（例：涙を流しているように見える）によって示される、ほとんど1日中、ほとんど毎日の抑うつ気分

注：児童や青年では易怒的な気分もありうる。

2. ほとんど1日中、ほとんど毎日の、すべて、またはほとんどすべての活動における興味または喜びの著しい減退（その人の説明、または他者の観察によって示される）

3. 食事療法をしていないのに、有意の体重減少、または体重増加（例：1カ月で体重の5%以上の変化）、またはほとんど毎日の食欲の減退または増加

注：児童の場合、期待される体重増加がみられないことも考慮せよ。

4. ほとんど毎日の不眠または過眠

5. ほとんど毎日の精神運動興奮または制止（他者によって観察可能で、ただ単に落ち着きがないとか、のろくなったという主観的感覚ではないもの）

6. ほとんど毎日の疲労感、または気力の減退

7. ほとんど毎日の無価値感、または過剰であるか不適切な罪責感（妄想的であることもある。単に自分をとがめること、または病気になったことに対する罪悪感ではない）

8. 思考力や集中力の減退、または決断困難がほとんど毎日認められる（その人自身の説明による、または他者によって観察される）

9. 死についての反復思考（死の恐怖だけではない）、特別な計画はないが反復的な自殺念慮、はっきりとした自殺計画、または自殺企図

B その症状は、臨床的に意味のある苦痛、または社会的、職業的、または他の重要な領域における機能の障害を引き起こしている。

C そのエピソードは物質の生理学的作用、または他の医学的状態によるものではない。

（DSM-5-TR™ 精神疾患の診断・統計マニュアル. 日本精神神経学会（日本語版用語監修）. 髙橋三郎・大野裕（監訳）. 東京, 医学書院, 2023, 176-7）

身体症状の項目は、操作的な診断基準に注意しながら問診を！

うつ病の診断を誤らないために、ほかの原因、特に脳神経疾患（脳卒中やパーキンソン病など）、甲状腺機能低下症、薬剤性（ステロイドなど）、アルコール・カフェイン・オピオイド・喫煙・睡眠薬・違法薬物（アンフェタミン・コカイン）・抗不安薬などの薬物中毒や離脱などの可能性を除外します。

ここで注意すべきは、たとえば進行したがんの患者さんで身体的苦痛の強いかたに対し操作的に上記の診断基準を当てはめると、多くがうつ病に

ねころんで読める緩和ケア

表2 PHQ-9（Patient Health Questionnaire-9）日本語版（2018）

この2週間、次のような問題にどのくらい頻繁（ひんぱん）に悩まされていますか？	全くない	数日	半分以上	ほとんど毎日
（A）物事に対してほとんど興味がない、または楽しめない	☐	☐	☐	☐
（B）気分が落ち込む、憂うつになる、または絶望的な気持ちになる	☐	☐	☐	☐
（C）寝付きが悪い、途中で目がさめる、または逆に眠り過ぎる	☐	☐	☐	☐
（D）疲れた感じがする、または気力がない	☐	☐	☐	☐
（E）あまり食欲がない、または食べ過ぎる	☐	☐	☐	☐
（F）自分はダメな人間だ、人生の敗北者だと気に病む、または自分自身あるいは家族に申し訳がないと感じる	☐	☐	☐	☐
（G）新聞を読む、またはテレビを見ることなどに集中することが難しい	☐	☐	☐	☐
（H）他人が気づくぐらいに動きや話し方が遅くなる、あるいは反対に、そわそわしたり、落ちつかず、ふだんよりも動き回ることがある	☐	☐	☐	☐
（I）死んだ方がましだ、あるいは自分を何らかの方法で傷つけようと思ったことがある	☐	☐	☐	☐

あなたが、いずれかの問題に1つでもチェックしているなら、それらの問題によって仕事をしたり、家事をしたり、他の人と仲良くやっていくことがどのくらい困難になっていますか？			
全く困難でない	やや困難	困難	極端に困難
☐	☐	☐	☐

©kumiko. muramatsu「PHQ-9日本語版2018版」
PHQ-9日本語版（2018）の無断複写、転載、改変を禁じます。　（文献9，10より作成）

なってしまうということです。食欲不振や体重減少、易疲労感、不眠・過眠などはごく一般的な症状ですし、それに気持ちのつらさが加われば、皆がうつ病の診断になります。

　このような場合の問診では、「いまの身体のしんどさがとれたら、少しは気分が違うと思いますか？」と尋ねるのがよいと思われます。もし「しんどくてそんなことは想像もできません……」「わからないです、とにか

くつらくて」などと返答したら、これはうつ病によって思考の幅が狭くなり、先の見通しがもてなくなっている（心理的視野狭窄）可能性が高いと考えられます。そのような傾向があれば、抗不安薬や抗うつ薬による薬物療法を含め検討していきます。

　逆に身体症状がメインの場合には、「そりゃあ、このしんどさがとれれば、気持ちはずいぶん違うよ」などと言われる場合があります。この場合は、「思考の柔軟性」は保たれており、うつ病としては軽度、もしくはストレスによる適応障害と考えられます。この場合は、身体症状の緩和に集中するとともに、不眠や不安に少量の薬剤を検討します（呼吸困難の場合は、オピオイド＋抗不安薬を使用することが一般的です）。

非専門家が処方する「気持ちのつらさ」への処方箋

精神科受診の不安に共感を示し、メリットを説明しよう

　もし上記の診断から、明らかにうつ病の疑いがある場合には、信頼できる精神科の先生に紹介・相談をすることが一案ですが、患者さんのなかには精神科受診に抵抗感が強いかたもおられます。「周囲に弱い人間と思われる」「頭がおかしいということにされてしまう」「心の中が見透かされる」などの誤解やスティグマ（偏見）が背景にある場合は、まずは、そういった気持ちに共感を示しつつ、「一時的にさまざまな身体、生活上のつらさを強く感じておられること」「セロトニンなどの物質のバランスが戻ることで、また調子が戻ると期待できること」など、身体的・生活上にも患者さんにとってメリットがあることをお伝えしましょう。

非精神科医で対応できる基本的な抗うつ薬や抗不安薬の処方

　また、重度のうつ病でなければ、症状や体調の改善を視野に入れて、皆さん自身が基本的な抗うつ薬や抗不安薬を処方されるのもよいと思います。

その場合、一般的に内科・プライマリケア医や緩和ケアの外来で対応してよいと思われる薬剤をいくつか紹介します（**表3**）。

不安障害に処方したい抗不安薬

まず、気持ちの落ちこみや、不安が強い場合には抗不安薬の処方を検討します。アルプラゾラム（ソラナックス®）0.4mgやロラゼパム（ワイパックス®）0.5mgを、眠気に注意しながら1日2錠、朝・眠前程度で開始してみます。処方後1週間ほどから、気持ちが楽になったかどうかを聞いてみるのがよいかと思われます。

抑うつ状態に処方したい抗うつ薬

上記で効果がなく、つらさが続いている場合、気持ちが楽ではないというかたには、抗うつ薬としてエスシタロプラム（レクサプロ®）10mg1錠や、セルトラリン（ジェイゾロフト®）25mgなどを開始することがあります。また意欲や活気が出ないという場合にはSNRIであるデュロキセチン（サインバルタ®）20mg1錠やミルナシプラン（トレドミン®）25mg2錠・分2などを開始します。

不眠に処方したい不眠症治療薬・抗うつ薬

夜間が眠れない、という場合には不眠の項目で解説したような「入眠困難」「中途覚醒」「熟眠障害」「早朝覚醒」の傾向を把握するわけですが、抑うつの強いかたには早朝覚醒の傾向があります。うつ病における不眠症状がひどい場合には、うつ病不眠に対して効果が報告されているエスゾピクロン（ルネスタ®）、H_1受容体拮抗作用をもつミルタザピン、$5HT_{2A}$や$5HT_{2C}$を遮断して深睡眠増強作用（鎮静作用）をもつアミトリプチリン（トリプタノール®）などの三環系抗うつ薬、ミアンセリン（テトラミド®）などの四環系、トラゾドン（デジレル®、レスリン®）が使用されます。

緩和ケアで用いられる抗うつ薬の種類と特徴

抗うつ薬にはそれぞれ、a_1/H_1受容体遮断作用により眠気が強く出るもの（ミルタザピン〔レメロン®、リフレックス®〕やトラゾドン）と、5HT（セロトニン）受容体の作用で嘔気が出やすいもの（デュロキセチンやセ

表3 「気持ちのつらさ」への基本処方と使用上のポイント

	定期投与	効果の判定・副作用の評価
抑うつ状態が軽度の場合	アルプラゾラム（ソラナックス®）（0.4mg）2～3錠・分2～3 ロラゼパム（ワイパックス®）（0.5mg）2～3錠・分2～3 エチゾラム（デパス®）（0.5mg）2～3錠・分2～3	・数日～1週間後に患者の「楽になった」との評価がなければ再度評価し、対応する ・眠気、ふらつき、転倒、倦怠感などの症状があれば減量を行う ・高齢者などであれば1回0.5錠
中等度以上の辛さの場合*	[SSRI] セルトラリン（ジェイゾロフト®）25～75mg/日・分1夕 エスシタロプラム（レクサプロ®）10～20mg/日・分1夕 [SNRI] デュロキセチン（サインバルタ®）20～60mg/日・分1朝 ミルナシプラン（トレドミン®）50～100mg/日・分2 [NaSSA] ミルタザピン（リフレックス®、レメロン®）15～30mg/日・分1夕	・1週間程度で効果をみて増量。最大量を投与後3週間後に評価 ・「楽になった」との評価がなければ他剤に変更する ・がん患者など不眠や嘔気がある場合には、まずは就眠・制吐作用の強いミルタザピンを第一選択とするとよい。 [副作用] SSRI：嘔気、焦燥、不眠 SNRI：嘔気、便秘、倦怠感、尿閉 NaSSA：眠気、便秘、倦怠感 ・エスシタロプラムは他剤に比べ薬物相互作用が少ない
使用上のポイント	・処方し慣れていない場合には、不安や緊張を和らげる（肩こりなども）抗不安薬を処方する ・中等度以上の場合は、SSRI・SNRIを処方する。開始後、不安や焦燥感が増強したり、流涙など異常な興奮がみられる場合は、賦活症候群アクチベーションシンドロームとしてすぐに中止する ・たとえば活動性が乏しいつらさ（やる気が出ない）にはSNRIがよいとは必ずしもいえないため、まずはどれか1剤で始め1～2週間後に用量を増やしていく ・ただし「しっかり眠ったほうがよい」「吐き気が出やすい」場合には、抗不安薬やNaSSAを最初に選択する （SSRIやSNRIは嘔気が出やすいことにも注意） ＊落ち込みがきわめて強い患者、不安や焦燥感が強度で自殺念慮のある場合には、SSRIなどを出す前に精神科への紹介を検討する ・エスシタロプラムは他剤に比べ薬物相互作用が少ない

SSRI：selective serotonin reuptake inhibitors（選択的セロトニン再取り込み阻害薬）、SNRI：serotonin & noradrenaline reuptake inhibitors（セロトニン・ノルアドレナリン再取り込み阻害薬）、NaSSA：noradrenergic and specific serotonergic antidepressant（ノルアドレナリン作動性・特異的セロトニン作動性抗うつ薬）

ルトラリン、パロキセチン〔パキシル®〕など）があり、ぐっすり眠りたいというかたにはミルタザピンなどの NaSSa やトラゾドンを処方します。逆に、眠気が少ない抗うつ薬としては、エスシタロプラムやセルトラリン、ボルチオキセチン（トリンテリックス®）が当てはまります。

　どれがおすすめ、というほど筆者もくわしくはないのですが、一般的にミルタザピンは嘔気が出にくいこと（制吐作用）とともに不眠への効果も期待できるため、使いやすいかもしれません。

　薬物相互作用が懸念される場合はエスシタロプラムを選択します。CYPを介して代謝経路をもつ薬剤にはフルボキサミン、パロキセチン、デュロキセチンがありまた、デュロキセチンを鎮痛薬のトラマドールと併用する際はセロトニン症候群（不安・焦燥、興奮など）に注意しましょう。

非専門家が「心の痛み」「気持ちのつらさ」をみるということ

患者さんの示すサインに気をつけよう

　筆者は専門的な精神科診療の経験はありませんが、身体的な苦痛（倦怠感や呼吸困難）を強く表出される患者さんで、それぞれの苦痛の程度が強く、疾患からの症状だけで説明がつかないときや、うつ病や不安障害の可能性が否定できない場合には、まずは抗不安薬（アルプラゾラム〔ソラナックス®〕やロラゼパム〔ワイパックス®〕）を開始します。その結果、「こんなに楽になると思わなかった」「本当に苦しかった」と振り返られる患者さんは決してまれではありません。身体症状だけに目を奪われて早めに診断できなかったことに申し訳ない気持ちを感じつつ、こちらもほっとする瞬間です。

　つたない経験で非常に恐縮ですが、筆者はそういった患者さんの「声のトーン（ぼそぼそと低く話す）」や「気が張っている（過覚醒）状況」「諦め（決断）の悪さ」「身体的な苦痛の強さ」「レスキュー薬の頻用」などに

227

注意しています。発症時期がはっきりしないことも多いのですが、先ほどのシナリオのCさんのように、気持ちの落ちこみの前後で何かのイベントがある場合には、丁寧に話を聴きながらですが、適応障害という診断をすることもできます。

患者さん自身にいろいろ尋ねるなかで「死んだほうがマシ」「泣きたくなる」「夜はくよくよ考えがち」「追い詰められ感」「ほかのことを考えられない」「ずっとつらい（逆に言えば、前はこうではなかった）」「とにかくつらいんです」というような表出があった際にも、積極的に抑うつを疑い、簡易スクリーニングを行いましょう。

逆に、厳しい状況、孤独にもかかわらず、患者さんが妙に淡々としていたり、表面的な明るさを見せている場合も、注意してみることにしています。そういったかたが、実は強い抑うつを隠している場合もあるからです。

身体的な苦痛の訴えに隠された心の声を引き出そう

がん以外でも、たとえば倦怠感や息切れのある心不全や呼吸不全（ICUから出られないかたを含む）、神経難病（ALSや多系統萎縮症など）や脳卒中後遺症、脊髄損傷後四肢麻痺で痛みの強いかたの緩和ケアに携わらせていただくなかで、不安や抑うつへの薬の処方が必要な場面に多く出会ってきました。

初めは痛みや倦怠感など身体的な苦痛が大きいという相談であっても、少し話を伺うと「ささいなことでも、つらくて泣いている」「夜に眠れない（暗くなると不安が強くなる）」「入浴前にパニックになる」など、不安障害の合併が疑われるエピソードはまれではありません。少しずつ、スタッフにも依頼して情報を集めるようにしましょう。

「〇〇さん、泣いておられることが多いです」など、患者さんの変化をスタッフが教えてもらえるようになると、患者さんのつらさをキャッチして抗うつ薬や抗不安薬を処方するきっかけになるかもしれません。

一般人口でも10％程度あるうつ病や不安障害は、慢性的な痛みが持続していたり、長期入院や集中治療、また身動きのできない時間を過ごすこ

とを余儀なくされる患者さんにおいては何ら不自然ではないと感じます。

　思うように身動きもできず、リハビリも十分にできない。回復の見込みが立たない。そのような患者さんの置かれた状況を想像すると、精神的な支援（支持的傾聴や共感）だけでない「精神症状への処方」は、一時的にせよ必要な支えではないでしょうか。こうした場合に、日々担当する医師やスタッフによる"共感的な対応"＋"何らかの処方"は決して特別なものではなく「基本的緩和ケア」の一部であると考えています。

　また、抗不安薬で改善しない（または不安よりも気持ちの浮き沈みや意欲喪失の程度が強い）かたや、中等度以上の気持ちのつらさがあり、何を見ても意欲が出ないかたには、抗うつ薬であるエスシタロプラム（レクサプロ®）またはミルタザピン（レメロン®、リフレックス®）を処方します。

　抗不安薬や抗うつ薬開始後の効果判定にはさまざまな評価ツール（気持ちのつらさの寒暖計〔distress and impact thermometer：DIT〕、HADS〔Hospital Anxiety Depression〕など）はありますが、まずは丁寧にご本人の話を聞くのがいちばんの評価です。「夜の眠りや体が楽になった」「ごはんが食べられるようになった」など、身体的な結果につながるかたも多いので、心の問題とだけとらえず、広くその効果について考えましょう。なかには「モノの味がしない」かたが、抗うつ薬を開始した結果、「久しぶりに食べ物の味がしました」などと、身体的な改善として表出される場合もあります。

　緩和ケアを学ぶなかで、実は多くの痛み、嘔気、呼吸困難、味覚低下などは「心身症」（正確な定義とは異なりますが）としての側面があるのだ、と感じることが増えてきました。心療内科や精神科の先生からは素人の危うい臨床との批判を受けるかもしれませんが、特に人生の最終段階で「重い病を生きる人」の伴走者であるためには、基本的な心理的な苦痛へのケア・対応ができる医師が望まれると思います。もちろん自分には対応が難しいと感じた場合は、可能な限り精神科医に相談をするようにしています。

　最後に、自殺念慮を表出される患者さんへの対応について述べたいと思います。

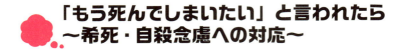

「もう死んでしまいたい」と言われたら
～希死・自殺念慮への対応～

　さまざまな症状緩和が難しい患者さんに接するなかでも、目の前の患者さんが「みずから死を望んでいる」と知ったときに、私たち医療従事者が抱く感情は特に複雑です。あくまでも病態や全身状態をコントロールして命を救う、死を遠ざけるのが医師の仕事、と叩き込まれて育った医療従事者なら、「死んでしまいたい」と言われた瞬間に、何らかの敗北感や無力感を抱くのも無理はないのではないでしょうか。自分たちのかかわりが患者さんの救いではなく、「もう何もしなくていいから早くあちらに逝かせてくれ」と懇願されて、苦しい思いをしたことのない緩和ケア医・ホスピス医や看護師は、いないのではないでしょうか。

「死にたいという気持ち」について考えよう

　私たち自身がそのような言葉を発する人に抱く感情や接しかたは重要ですが（医療従事者自身の防衛や逆転移などの心理的反応）、まずは患者さんが表明された「死にたいという気持ち」をどう評価するかについて考えましょう（ただちにすべきことは評価ではなく、支持的、共感的な対応と観察であることは言うまでもありませんが）。

　まず、「死にたいという気持ち」には3つの類型があると考えましょう。

苦痛からの逃避

　一つ目は、身体症状の苦痛のあまり「死んで楽になりたい」という「苦痛からの逃避」を願っている場合です。多くの臨床現場で出会うのはこのケースであり、この場合は、苦痛軽減のためのアプローチを強化する対策があります。苦痛の原因を明らかにし、症状緩和の専門家に聞くなどして、耐え難い症状を軽減する努力を続けるべきです。

適応・スピリチュアルペインの表出

　第二としては、患者さん自身が死の訪れる日が近いことを知り、自分に

その準備ができ、死を受容している（なので、早くお迎えが来てほしい）ことを示す表出（manifestation of letting go）があります。この場合は、適応やスピリチュアルペインとしての希死念慮の表出であり、「いまの生きる時間に意味を見いだせず、虚しさを感じている」などの背景を考えることができます。多くの場合は、その人の感情が穏やかであるかを目安としつつ、自然な感情として受け止める対応をとります。その人が早く死にたいという気持ちを、私たちが本当に理解することは難しくとも、そのように感じながら日々を過ごしている人を理解しようと努め、受け入れるように接する対応が求められます。

緊急性の高い精神症状としての希死念慮

そして、第三に、自然な死の経過に沿った表明ではなく、何らかの理由で具体的にみずから死を選ぶことを選択肢としている場合です。この場合は抑うつなどの精神症状のなかでも緊急性のある表出と考え、安全の確保のため、精神科医など専門家の介入が可能か検討します。

このような希死念慮（desire for hastened death）・自殺念慮（suicidal ideation）を判断するためには、前提として、「もし患者さんから希死念慮や死についての話題があった場合、それから逃げない」ということがあります。「死にたい」という直接的言動だけでなく、「いなくなりたい」「ずっと眠っていたい」という言動も自殺を間接的に示唆することがあり、これらがあればタイミングを計りながら、死にたい気持ち（希死・自殺念慮）を確認します。たとえば直接的に「死にたくなることはありますか」と聞くよりも「命を終わらせてしまいたいくらいつらいことは……？」「もういなくなってしまいたいと思うことは……？」などと尋ねる方法があります。そのうえで、次のリスク評価に入ります。

6章 希死・自殺念慮のリスク評価とその後の対応

希死・自殺念慮の評価から逃げるとリスクは増大する

気持ちに配慮しつつ、死への思いについてきちんと尋ねよう

　希死念慮・自殺念慮の存在が明らかになったら、その緊急性を判断するために、患者さんの気持ちに配慮しつつですが、「具体的な自殺の計画を思い浮かべるか」「それが急に頭に浮かんだり無意識に実行しそうなことはあったか」ということをお聞きします。「具体的に、命を終わりにする行動が頭に浮かぶことはありますか？」「その考えが頭から離れないことはありますか？」などの聞きかたがあります。

　希死念慮や自殺念慮のあるかたと死について話すことが自殺企図のきっかけになる、という説には根拠がなく、腫れ物に触るような扱いをしないことが重要です。一般医療従事者である私たちが気をつけなければならないのは、患者さんの気持ちを受け止めずに「薬物で対処」したり、見守りを強化すると称して「監視」したり、「そんなことを言わずにがんばりましょう（激励型）」「いま忙しいので、後にしてください（逃避型）」「そんなふうに思うのはよくあることです（説明）」などと返してしまうことではないでしょうか。希死念慮のリスクを評価せずにその人のつらさの背景にある苦痛を放置することで、安全管理上のリスクも増大します。

「TALK」の原則で対応

　これらの対応にあたって推奨される「TALK」の原則があります。これは、誠実な態度で話しかける（Tell）、自殺についてはっきりと尋ねる（Ask）、そして相手の言葉に傾聴し（Listen）、安全を確保する（Keep safe）、の頭文字を取った原則です。まずはしっかりと相手をねぎらい、希死念慮や自殺について言及した気持ちに共感することが求められます。「私に話してくださってありがとうございました」「とても大変な思いをし

たのですね」「とってもつらかったのですね」「話せる範囲でかまわないので、私でよかったら話していただけますか」などの声かけが基本となります。

そのうえで明らかな自殺念慮がある場合には、精神科医に相談するなどの対処が求められます。精神科医の介入によって、それまではっきりしていなかった精神疾患、過去の自殺企図の既往やリスク因子について明らかになることは、主治医や担当するスタッフにとって大変助けになります。

もし自殺企図が起きてしまったら……

完全に防ぎ得ない自死……起きたらスタッフのケアを

とはいえ、医療現場や在宅での自殺企図は、予測・予防することが困難なことも事実です。万が一、自殺企図が起きた場合には、患者さんだけでなく、大変な衝撃を受ける第一発見者や関係スタッフのケアを考えましょう。自分や誰かを責めるのではなく、ほかにも心に傷を負う人が出ないよう二次的な心的外傷や再発防止に目を向けていくことが推奨されます。極論すれば、自殺は完全には防ぎ得ないものといえます。希死・自殺念慮は非常に変動性が高いのです。わが国の報告からも終末期がん患者の10～20%に希死念慮を認めることが示されており、海外の報告でも同様です[11-13]。つまり、それは「すべての人」に起きる可能性があり、医療従事者・病院が「いつもどおりの対応、コミュニケーション」をとっていても、表面上は穏やかに受け止めているように見える患者さんが、ふとしたことで「一線を越える」ことがあるのです。

「孤独」に慣れた人の名をよび、ともにいること

特に「孤独」に慣れているかたには注意していきましょう。イタリアからの報告[14]では、在宅緩和ケア受療中に自殺した終末期がん患者5名に関し、事後に医師に対してインタビューによる検討を行ったところ、ほとんどの症例に身体的苦痛のみならず、抑うつをはじめとした精神的苦痛が並存しており、全例に共通した要因として「自律（autonomy）および自立（independence）を失うことに対しての懸念」および「他者への依存

の拒絶」がみられたということです。

　元々人に頼らず生きてきた人が「大丈夫ですか？」と聞かれたのに「大丈夫です」と答え、支援を受けようとしないことはよくあります。より早い段階ならともかく、限られた時間でそこに社会的な介入をすることは難しいのが現実ですが、そんなときもさりげなく、（病気や治療ではなく）「その人」を気にかけるメッセージを送ることはできるはずです。私たちはできる限り、その人の名前をよび、一緒に座る時間を大切にしましょう。「○○さん、よかったら少しお話ししませんか」と。

 ## 医療従事者が「無力と感じること」の力 ～「見捨てない」という緩和ケア～

われわれは、いかにして死を望む人とともにいられるか

　上記のように、目の前の患者さんから「もう死にたい」「なぜ私を殺してくれないの？」などの言葉を受けて、こちらも言葉を失う瞬間はありますが、そのときに大切なことは、共感的姿勢をとりつつ、「私たちがとりきれていない苦痛に対してできることはないか」「抑うつやせん妄などの症状が隠れていないか」を探ることです。

　しかし、それでも確信をもって死を望む人に対して、どうしたらよいのでしょうか？　日本では、海外で増えている医師による自殺幇助などの対応方法を、患者さんは選択できません。もし今後、わが国でも「終末期にみずから死を選ぶ権利を認めるべきだ」という風潮が生じたとしても、私自身は安楽死という終結ではなく、引き続き「安楽な生」を目指す立場に立つべきと考えています。

　緩和ケアの現場で患者さんが自身の死について話すことはまれではありません。毎回、毎回、会うたびに、「先生、早くお迎えをよこしてくれ、つらすぎるから」と話す人もいます。そのような場面でいつも私は、その人と自分の間にいくら症状緩和やケアを考えても埋まらない深い溝を感じ

るのです。

　そんなとき、私は無力であると感じます。そしてその人の目に、今は元気な自分の姿がどう見えているか、想像します。また、将来いつか、逆の立場でそのベッドに横になった自分はどう思うのだろうと、自問することもあります。しかし、口から出る言葉は「そうですか……困りましたね」「よほど、おつらいのですね」などと、間の抜けた返答しかなく、一応、緩和ケア医としてやっていても、肝心なときにそんな返答しかできない自分に、ほとほと嫌気が差すのです。患者さんはそのうちに、「この人には言ってもしょうがないな」と諦めているのかもしれません。何なら、答えに窮している私を見て、あまり困らせないように気遣ってくれているのかもしれません。

どんな関係、状況でも、「あなたが大切である」と伝え続けることはできる

無力を感じつつ、儀式のように会いにいく意味

　ところで、「早く死なせてほしい」と言われてきた自分をふり返って、最近私が感じるのは、医療従事者がみずからを「無力と感じること」には、何らかの意味があるのではないか、ということです。それは「無力な医師」ではあっても、いつかその人自身の支えでありたいと願うからです。この人の苦しさを、私は救えない。でも、儀式的に「患者と医師の関係で」、朝夕の回診を続けている。それは一見、虚しいことのようにも思えます。しかし、必ず訪問のたびに「その人の空間」や「その人の役割」を失わせず、生み出せるように、訪問の頻度やしかたに配慮するのです（看護師による定期的な日常ケアも同様に重要です）。

　その人を患者としてではなく「人としてみる」などという姿勢を、私は常に大切にして（恥ずかしながら周囲にも伝えたりして）きていますが、別に表面的には患者と医師の関係でもよいのです。患者さんにとって私が無力な医師以上の特別な存在であるはずがありませんし（緩和ケア医は、そのような傲慢さをもつべきではないと、いつも思っています）、患者さ

んとしてであっても、「その人の存在が大切である」と伝えることはできます。つまり、「自分とは本質的に異なる人」または「患者」として見つめ、かかわり続けるのです。

本人の感覚や自律を尊重するメッセージを

いずれにせよ重要なのは、「時宜を得た（その場にふさわしい）発言や立ち居振る舞い」です。具体的には、回診のときの扉のノックや声のトーン、挨拶のしかた、そして、ちゃんと聴診や触診をすること、診察の合間に「お部屋の温度はこれくらいでいいですか？」「私の話す声は、聞こえづらかったり、大きすぎたりはしないですか？」「がんばっておられますね」「また、こんなふうにお話を伺ってもよいですか？」など、回診ごとに本人の感覚や自律を尊重するメッセージとして伝えることです。

そんなささいなこと、と思うかもしれませんが、患者さんが苦痛のなかで（または至れり尽くせりなケアで）自分の役割を失ってしまい、しまいに「死を待つだけ」の存在になって行かないように、力まず、誠実に、ただその人に関心をもってかかわり続けるのです。

患者さん・ご家族を中心としたチームの構造のなかで私がときおり不思議に思うのは、医療従事者がみずから無力であることを自覚したとき、初めて、私たちがその人の日常のペースのなかに組み入れられ、同じチーム（というより馴染み）になれると感じる瞬間があるということです。死に対する欲求や問いに対して自分は無力ではあるけれども、いつもどおりの診察を行い、その人の患者としての品格（というとおかしいですが……）や健全な境界（boundary）を保つことも、大切なスキルであり任務なのです。

「聴くこと」は、その人のこの世での役割や価値を証言すること

「その人の空間」「その人の役割」を何度でも生み出すために

ときに医師としての立場を離れ、時間をかけてよくその人の話を聴き、その人の好む言葉や、かかわり、サプライズとなる贈り物（最近聞いた話

をしたり、通勤の途中に撮った写真を見せてもよいでしょう）を示すこと、さらに相手の反応にこちらも応える（喜ぶ、ねぎらう、礼を言う）ことで、気がつくと「死にたい、殺してほしい」と言っていた、その人のときを進め、その人が「役割をもって再び生まれる」手がかりになるかもしれません。そのとき、私たち自身も無力であることの虚しさだけでなく、「無力ながらにそばにいること、見捨てないこと」が、力をもっていることに気づくのです。

無力であることの「力」

人生会議や安楽死の議論もよいですが、死を望む人とたくさん話し合った経験は、医療従事者の「無力であることの力」に気づくチャンスでもあります。希死念慮を表出する人に対し、私たちはまず背景の身体的苦痛や精神症状、自殺のリスク評価を行いつつ、根本的にはその苦悩に対して無力であることと認めましょう。そのうえでよく「聴くことができる人」として、その人のこの世での役割や価値を証言する存在となりたいものです。そのためにも、緩和ケア医は、他の医師たちと同様自分たちが無力であることを、忘れてはいけないのです。

「見捨てないこと non-abandonment」〜ある医師の思い出〜

「もう死なせてほしい」という患者さんに向き合うときの無力感から、思い出したことがあります。それは、「緩和ケア？ それは敗北の医療、負け戦だよ」と私に話してくれた、先輩医師たちのことです。実際には、緩和ケアは患者さんの回復を助け、病の経過にもよい変化をもたらすのですが、20年前当時はそのように話す諸先輩がたは普通におられました。表現は違えど、いまもそのように話す（思う）先生はおられるのではないでしょうか。

ところが私は昔から、そういった先生がたが、けっこう好きで尊敬していたのです。

なぜならそういった医師の多くは、患者さんの治療に全力を傾け、自分自身の診療を磨く、自他に厳しくも誠実な医師だったからです。彼ら（彼女ら）には、最後まで何らかの延命治療を試みる往生際の悪さ（すみません）はありましたが、常に患者さんに手を抜かずかかわり続けることを、私たち後輩におしえてくれました。そのなかで先輩たちは、「神谷先生、痛み止めだけ、お願いできる？」と、患者さんの身体的な苦痛を緩和する医師としてのみ、私がかかわることを許してくれました。

　そのときにかかわった患者さんは、自分の主治医をそれなりに尊敬し、その先生が毎日、決まった時間に訪室して聴診器を当て、おなかを触ってくれることに満足していたように思います。「神谷先生、○○（主治医）先生にここまでお世話になってよかった。一生懸命治療してくれたのに、自分がこんなに（悪化）なって、先生に申し訳ない」と。私はこれを、昔ながらの封建的な医師-患者関係では片づけられないと、いまは感じます。「緩和ケアは敗北の医療」と公言したかつての先輩医師は、再発した患者さんを前に、きっと自身の無力感を抱きながらも、患者さんの側に立ち続けたのだと思います。そして患者さんもその役割に応えながら、ときどき、カルテには残らない私的な会話も主治医とできることが、誇らしかったのかもしれません。

　近年、患者さんの医療に対する価値観は変わり、医師の権威も以前ほどではありませんが、私たち医療従事者が患者さんに対しての「道義的な責任」を負うことと、それを患者さんたちが「支え」と感じることには変わりありません。昔がよいばかりではありませんが、私自身は、そのような先生がたに育てられた面もあると思います。

　「緩和ケアは敗北の医療」と言い、「自分がオペした患者は、必ず自分が看取る」と宣言した先輩医師は、その患者さんに、実はいちばん大切な緩和ケアを提供していたのかもしれません。最期まで「見捨てない（non-abandonment）」という緩和ケアを。

引用・参考文献

1) 内富庸介ほか編. "Ⅰがんの臨床経過に添った患者の心理的反応". 精神腫瘍学. 東京, 医学書院, 2011, 45.

2) Derogatis, LR. et al. The prevalence of psychiatric disorders among cancer patients. JAMA. 249 (6), 1983, 751-7.

3) Katherine Easton et al. Prevalence and Measurement of Anxiety in Samples of Patients With Heart Failure Meta-analysis. J Cardiovasc Nurs. 31 (4), 367-79.

4) May, HT. et al. Depression after coronary artery disease is associated with heart failure. J Am Coll Cardiol. 53 (16), 2009, 1440-7.

5) Frasure-Smith, N. et al. Depression following myocardial infarction. Impact on 6-month survival. JAMA. 270 (15), 1993, 1819-25.

6) Simon, GE. et al. An international study of the relation between somatic symptoms and depression. N Engl J Med. 341 (18), 1999, 1329-35.

7) DSM-5-TR™ 精神疾患の診断・統計マニュアル. 日本精神神経学会 (日本語版用語監修). 髙橋三郎・大野裕 (監訳). 東京, 医学書院, 2023, 176-7.

8) Bruce Arroll et al. Screening for depression in primary care with two verbally asked questions: cross sectional study. BMJ. 2003, 327 (15), 1144-6.

9) Muramatsu, K. et al. Performance of the Japanese version of the Patient Health Questionnaire-9 (J-PHQ-9) for depression in primary care. Gen Hosp Psychiatry. 52, 2018, 64-9.

10) 村松久美子. Patient Health Questionnaire (PHQ-9、PHQ-15) 日本語版および Generalized Anxiety Disorder -7 日本語版 - up to date - 新潟青陵大学大学院臨床心理学研究. 7, 2014, 35-9.

11) Akechi, T. et al. Suicidality in terminally ill Japanese patients with cancer. 100 (1), 2004, 183-91.

12) Chochinov, HM. et al. Desire for death in the terminally ill. Am J Psychiatry. 152 (8), 1995, 1185-91.

13) Breitbart, W. et al. Depression, hopelessness, and desire for hastened death in terminally ill patients with cancer. JAMA. 284 (22), 2000, 2907-11.

14) Filiberti, A. et al. Characteristics of terminal cancer patients who committed suicide during a home palliative care program. J Pain Symptom Manage. 22 (1), 2001, 544-53.

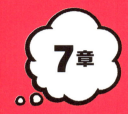

苦痛緩和のための鎮静
～終わりではなく、よりよい明日のために～

難治性の苦痛の緩和を目的とした鎮静

症状緩和のための鎮静薬をためらわないで

　ここまで、さまざまな疾患に共通する緩和ケアとして、痛みや痛み以外の身体的な苦痛、日常生活から支える緩和ケア、気持ちのつらさや不安など、「疾患の時期や場所を問わない」緩和ケアを考えてきました。その延長線上にある内容が「苦痛緩和を目的とした鎮静」という方法です。

　ここでいう"鎮静"の定義は「難治性の苦痛の緩和を目的として鎮静をもたらす効果のある薬剤を投与すること」であり、「人生の最期を苦しまずに終わらせること」と必ずしも同義ではありません。つまり呼吸困難やせん妄、不眠に対して、息苦しさや混乱による苦痛を和らげる範囲で少量のミダゾラム（ドルミカム®）を使用することは、適切な苦痛に対する治療戦略です。

　まず、鎮静というくくりにこだわって、それらの症状緩和のための鎮静薬（あくまでも深く眠らないでもよい苦痛緩和として）をためらわないでいただきたいというのが本章の最初のメッセージです。このことは、日本緩和医療学会の「がん患者の治療抵抗性の苦痛と鎮静に関する基本的な考え方の手引き（2023年版）」[1]でも言及されており、間欠的鎮静（投与時間を決めて行う）や調節型鎮静（量を調節しながら苦痛緩和に必要な最小量を調節する）は、必ずしも深く長期の意識低下を目的としない点が強調されています。

鎮静の目的と程度をみんな理解しておこう

　こうした間欠的・調節型鎮静を行う場合は、医療従事者自身があくまでも苦しい症状を減らすためであり「眠らせるしかない」「最後の手段」「もうお話ができない」というイメージをもたずに提案することが重要です。患者さんやスタッフに話すとき、「少しうとうとすることで（または、苦

しい時間はぐっすり眠ることで)、いまのつらさを和らげながら過ごす方法もあります。お話がまったくできないというほどではないですが、眠ることで、いまよりはコミュニケーションは少なくなるかもしれません。始めたら終わりではなく、少ない量から始めて楽になる量まで増やしたり、減らしたりするので、これまでどおり、苦しさを減らす治療の一環ですし、命を短くする効果は、おそらくありません」と提案していただくことがよいと思われます。

　一方、それでも改善せず「目が覚めている間は耐え難い苦痛」に悩まされる場合には、「持続的な深い鎮静」を選ぶことも可能です。患者さん・ご家族・医療スタッフを含めて、みんなが共通の理解に基づいて、それらの選択が可能になるよう、この章では、鎮静（セデーション）の種類や方法を整理してお伝えしたいと思います。

緩和ケアに必須の武器：適切なプロセスで「鎮静」を選択できる現場に！

「鎮静薬」の使用＝「終末期の深い鎮静」ではない！

　先に述べたように、強い痛み、呼吸困難、強い嘔気、不眠、せん妄など、さまざまな局面において抗不安薬や鎮静薬を併用する方法は、苦痛の緩和のために必須の武器です。たとえば内服が可能であれば、アルプラゾラム（ソラナックス®）やロラゼパム（ワイパックス®）を呼吸困難、予期性嘔吐などに使用します。せん妄の場合や内服困難な場合は、ミダゾラム（ドルミカム®）やクロルプロマジン（コントミン®）を少量から持続投与または間欠投与することが、同様の効果をもたらします。これらは厳密には「治療抵抗性の苦痛緩和のための鎮静」とはいえないのですが、実際には鎮静薬を使用していることに変わりはありません。

「鎮静」に対する抵抗感は「麻酔」との同一視から？

では、なぜ「鎮静」に、私たち医療従事者はことさら不安や抵抗感をもつのでしょうか？ このことについての詳細な研究はありませんが、おそらく手術や処置の際の専門的技術である「麻酔」との同一視（自分にその技術や資格がないと考える傾向）や、開始後に患者さんが亡くなった場合に、それが死を早めたと責められるように感じることを恐れているのではないでしょうか。

しかし、全身麻酔と鎮静は、使用する薬剤とその使用目的において、大きく異なります。全身麻酔は手術中の鎮痛と意識の低下を目的（前提）とするわけですが、緩和ケアで必要とされる鎮静は必ずしも深い意識低下を必要としません。また、資格については国内外のガイドラインにおいてミダゾラムは「専門家のアドバイスのもと使用すべき鎮静薬」とは記載されていません。海外のガイドラインで、プロポフォールの使用方法については「専門家の意見を聞くべき」というコメントはありますが、ミダゾラムに関しては、一般的な緩和ケアを必要とする世界中の現場で使用される薬剤なのです。

ミダゾラムの特徴・使い方を知って、導入しよう！

これは、ミダゾラムが比較的鎮静作用が弱く半減期が短いこと、用量調節がしやすいことなど、利便性・安全性が高いことを反映しています。まれに保険適用の面から使わない現場があると聞きますが、保険審査会では「個々の症例において個別に保険適用の判断がなされる」ことが原則であり、多数の学術的根拠（各学会のガイドラインや手引きなど）により、問題なく例外的使用が認められると考えます。

この本を読んでいただいている医師や看護師、薬剤師の皆さんで、まだミダゾラムは使わない、使えないなぁと感じているかたは、ぜひ、以降の内容を参考にして各施設で検討してください。

処置時だけでなく、苦痛緩和を目的に適切なプロセスで鎮静の導入・調

節を意思決定できることは、その施設、特に進行性疾患や慢性疾患の急性増悪をきたしやすい患者さんの治療・療養にあたる医師や看護体制の大きなマイルストーン（里程標）になると考えています。ぜひ皆さんの施設・部署でも、集中治療や検査・処置の際だけでなく、終末期ケアの現場に質の高い安全な鎮静が選択可能になるよう、少しずつ導入していきましょう。

緩和ケアにおける「鎮静」の対象と要件は？

緩和困難な身体的苦痛があるかどうかを評価

　次は、単なる症状緩和のためではなく、特に全身状態が悪い場合にも適応される「深い持続的な鎮静」についてです。こうした鎮静の対象となる症状には、一定の目安があります（ 表1 ）。それは「呼吸困難」「せん妄」「痛み」などの耐え難い難治性の身体的苦痛が最多であり、逆に「気持ちのつらさ」や「スピリチュアルペイン」などの精神実存的苦痛は頻度が低いということです。

　つまり、安易に「生きているのがつらい」だけで、深い持続的鎮静の対象とすることは慎むべきであり、身体的な苦痛も、それが本当にほかの方法で緩和困難（治療抵抗性）なのかどうかの評価が望ましいとされます。特に、生命予後が限られている場合に考慮する深い持続的な鎮静には、 表1 のような条件が目安となりますが、すべて満たす必要はなく、あくまでも「本人の意向に基づき、ほかの方法をとっても耐え難く、緊急で意識を低下させてでも苦痛を緩和したい状況」であれば、鎮静を考慮することが倫理的に妥当と考えられます。

倫理的妥当性の要件をチェック

　「がん患者の治療抵抗性の苦痛と鎮静に関する基本的な考え方の手引き（2023年版）」[1]にはよりくわしく、倫理的妥当性の要件（相応性、患者の意思、チームでの判断）が解説してあります。倫理的というのは、それに

7章

表1 持続的な深い鎮静を考慮する状況の目安（筆者私見）

	チェックリスト（すべて✓が入らなくてもよい）	想定される臨床状況の例
病名や病状	□原病の悪化で特に呼吸困難やせん妄が生じ、生命予後が日単位で危ぶまれる □痛みや嘔気、倦怠感など通常の症状緩和では治療抵抗性の苦痛をもつ（薬剤だけでなく看護、リハビリテーション、心理的支援によっても改善しない） □破滅的（カタストロフ）なほどの「耐え難い」苦痛 □ほかの方法では苦痛の改善が期待できない □ミダゾラムなどの点滴で症状の緩和が期待でき、眠気やコミュニケーションの不利益を上回る利益が見込まれる（相応性） □気持ちのつらさや、生きる意味の喪失、希死念慮などの心理的・スピリチュアルな苦痛が鎮静の主な理由ではない	想定される病状： ・呼吸困難やせん妄、痛みが強く、著しい苦痛で死が切迫しつつある状態 ・特に、急速かつ深い持続的鎮静を念頭に置く病状としては、不可逆的な肝不全による肝性脳症の興奮期にあるせん妄、消化管穿孔や出血を疑う腹痛の急変、急性気道閉塞状態（気道出血など）、肺線維症、間質性肺炎の急性増悪など時間単位で進行する呼吸困難など
患者本人の意向	□「うとうと（または、ぐっすり）眠ることで、症状を減らす」ことを目指す方針に、本人が同意できる □現時点の同意能力がない場合は、本人の価値観や過去の意向から推測できる □家族の同意は必須ではないが、可能な限り家族を含む重要他者も、本人の意思決定のプロセスを理解し、承認できる	本人の同意： ・話せるようであれば深い鎮静について本人に話し、同意を得る ・その際、可能な場合は家族、看護師の同席を促す。本人には「調節型の鎮静」として話してもよい ・状態が落ちつく場合は薬を減らすことや、これまでどおりかかわることを保証する ・会って話しておきたい人がいるかを聞き、待てそうであればそれを待つことも提案する
医療従事者を含む周囲の状況、安全性	□鎮静前後のその人が望むレベルの苦痛・生活の質を多職種で評価できる □鎮静薬の使用方法や、増量、過量の場合の減量、中止に慣れている □鎮静以外の苦痛緩和（鎮痛）や、安楽を促進するケア、大切にしていたこと（例：食事、排泄、保清、会話など）が可能な限り続けられるケアの体制 □方針の再検討や、鎮静の方法の変更（持続⇄間欠など）を検討できる体制（カンファレンス*など）	医療チームのカンファレンス： ・難治性で厳しい病状であること、本人の苦痛緩和を目的としていること、深い鎮静を意図（許容）していること（苦痛が取れるまでミダゾラムを増やしていく方針）を、チームで共有する ・この際、看護師に、医師が知らない本人の価値観や鎮静を受け入れられないニーズがないかは確認してよい ・時間がなければ看護師と医師1名ずつでもよい ・話し合ったことを簡潔に記録に残す。これは事後的に振り返った際の手続的正義としても必要である

＊カンファレンスの記録には、参加者、鎮静の意図（苦痛の緩和、死を早めることを意図していない）、病状が耐え難い苦痛で治療抵抗性であること、本人、家族の意思に沿った決定であること、鎮静薬の量などを記載しておく（簡潔でよい）。

従わないと罰せられる、というものではなく、医療現場で患者さん・ご家族に対して私たちがよりよくあるために、患者さん・ご家族と医療チームが確認するための多面的な検討のプロセスを示すものです。

「特定の医師や現場でしか鎮静が行えない」場合や、「鎮静はご家族が希望しないから行わない」「この病棟では医師が許可しない」「本当にその人のためになっているのかがよくわからない」といった理由で、鎮静による苦痛緩和の決定プロセスがあいまいだったり、行えなかったりすることは、医療安全上望ましくありません。逆に、その検討手続や実施プロセスが現場に根付き、医師・看護師など医療スタッフ間で共有されるのであれば、非常に安心・安全な鎮静の実施環境があると思われます。

そのためにも、この本を読んでくださっている、先生や現場のスタッフも、 表1 のチェック項目について、その人のケアにかかわっている複数スタッフで確認してみてください。そして、単に「眠らせる」のではなく「苦痛を和らげて楽に生きる」ための鎮静を、明日から試していくことができるよう願っています。

苦痛緩和のための鎮静 ～調節型鎮静・間欠的鎮静を安全に実施しよう～

鎮静の定義が幅広いので、ここでは「眠り切るまでは考えていないが、症状緩和の一環でちょっとうとうとはありかもね」のパターンと「苦しいのを取り切れないなら、この先は眠って過ごすのもありだよね」の2パターンに分けて考察します（ざっくりした分けかたですみません）。ここではまず、前者を考えます。

前者は、すでにあげたように、呼吸困難、嘔気、せん妄など幅広い症状で、通常の治療やケアで十分に苦痛が緩和しない場合に、短時間だけ行う間欠的鎮静、また、苦痛が和らいだと感じる最小限の量で持続鎮静の量を調整する調節型鎮静です。

「この苦しさを和らげるために、少しうとうとするかもしれませんが、

効果を期待できる薬剤を使用してみませんか」「鎮静薬といっても、麻酔とは異なり、使ったら眠ってしまってわからなくなるという種類や量ではありません」などと説明することが多いです。

調節型鎮静

調節型鎮静は持続的な投与方法ですが、少量（ミダゾラム0.5～1mg/時）で開始し、必ずしも眠らせるまで増やす必要はなく、苦痛が緩和する量を観察して調節します（**表2**）。たとえば呼吸困難で（オピオイドの持続投与を受けても）「はぁはぁ、苦しい」と顔をしかめていたかたに、ミダゾラム0.5mg/時～（より少量の0.25mg/時～でも可）を追加してみましょう。開始後1時間ほどで、「やっと少し楽になってきました」と表明してくださるかもしれませんし、「まだ苦しい」「少しぐっすり眠りたいな」というときは、ミダゾラムも0.25→0.5→1.0→1.5→2.0→3mg/時など、少しずつ増量します。

調節型鎮静の実施主体は看護師の皆さんです。臨機応変に患者さんの苦痛の緩和とQOLのバランスをとっていくために、医師から看護師への、持続注の増減を調節する包括的な指示と投薬方法などについての事前の約束ごとが必要です**表2**。ミダゾラムというと「眠らせる」薬として「夜間」使用するイメージですが、この場合は症状緩和が目的ですので、むしろご家族やスタッフの立ち会いやすい日中から開始して効果をみていただくのも安心です。少量からの開始であれば、すぐにぐっすり眠ることは少ないですし、ちゃんとコミュニケーションがとれます。

間欠的鎮静

次に、苦しさを「一時的に眠ることでやり過ごす」ために有用な間欠的鎮静の方法です。「過活動かつ焦燥感の強いせん妄」「息苦しさで目が覚めると苦しいが、ずっと眠りっぱなしではいたくない」「シリンジポンプなんてしゃれたものは、うちの病院にはない！」「夜だけでも苦痛を和らげて寝たい」などの場合には、ミダゾラム10～30mgを100mLの生理食塩

ねころんで読める緩和ケア

表2 苦痛緩和を目的とした鎮静の定義と内容、薬剤例

鎮静の種類	定義・内容		薬剤例
間欠的鎮静	・鎮静薬によって一定期間（多くは数時間）意識の低下をもたらしたあとに、薬物を中止・減量して、意識の低下しない時間を確保する鎮静 ・まずは間欠的鎮静、または調節型鎮静を導入し、覚醒時の苦痛が受け入れられない状況であれば徐々に深い持続的鎮静（CDS）に移行する ※モルヒネなどのオピオイドを鎮静薬として説明・使用しない		・ミダゾラム 10〜30mg（開始量は 10mg）を生理食塩水 100mL に溶解し、患者の状態を観察しながら、投与量を調整して点滴静注する ・フルニトラゼパム（サイレース®、ロヒプノール®）（2mg/1mL）0.5〜2mg を 30 分〜1 時間で緩徐に点滴静注。入眠が得られたら投与を中止する（中止後も鎮静効果がしばらく持続する） ・ヒドロキシジン（アタラックス®−P）25〜50mg+ 生理食塩水 100mL ・ジアゼパム（ダイアップ®）坐剤 4・6・10mg/ 回
持続的鎮静	調節型鎮静（proportional sedation）苦痛が緩和されるように鎮静薬を少量から調節して投与すること	・患者の意識水準ではなく、苦痛の強さに応じて苦痛が緩和されるように鎮静薬を少量から調節して持続的に投与すること ＊ モルヒネなどのオピオイドを鎮静薬として説明・使用しない	・ミダゾラム（10）5A+ 生理食塩水 40mL/ 計 50mL 持続静注。開始時 0.5〜1mL/ 時（0.5〜1mg/ 時）。0.5 → 1 → 1.5 → 2.0 mL/ 時など苦痛が緩和して本人が楽に感じる量まで調節。傾眠の場合は減量し、本人の満足度や状況に合わせて判断する ・ミダゾラム（10）5A/10mL 持続皮下注。開始時 0.1〜0.2mL/ 時（0.5〜1mg/ 時）、0.1 → 0.15 → 0.2 → 0.3 → 0.4mL/ 時など苦痛が緩和して本人が楽に感じる量まで調節する ・フルニトラゼパム（2）/1mL/10A/ 計 10mL 持続皮下注 0.1〜0.2mg/ 時（0.05〜0.1mL/ 時）で開始し、患者の状態を観察しながら投与速度を必要に応じて 0.5〜1mg/ 時（0.25〜0.5mL/ 時）程度に調整する
	深い持続的鎮静（continuous deep sedation；CDS）深い鎮静を導入し提示する鎮静	・中止する時期をあらかじめ決めずに深い鎮静状態とするように鎮静薬を調節して持続的に投与すること ・一般的には間欠的・調節型鎮静の延長でミダゾラムの投与量を増やすことで対応するが、長く深い鎮静を意図する場合にのみフェノバール®持続投与を検討する	・上記のミダゾラムの投与方法を漸増し、意識レベルが低下して苦痛が緩和した時点を維持する。持続的な深い鎮静から新たに開始する場合は緊急的鎮静導入としてミダゾラム 1 〜3mg/ 時で開始する ・ほかに、フェノバルビタール（フェノバール®注射液 100mg）を用いる場合には、フェノバール®原液 10mL（1mL/10A）を持続皮下注として開始する。開始時にローディングドーズ（負荷投与）として 100mg/ 時（1mL/ 時）で 4 時間程度（合計 400mg）の投与を行ってもよい ・そのあとは 10〜15mg/ 時で持続投与を開始することで深い鎮静が維持できる。投与開始時や苦痛緩和が不十分な場合は 50〜100mg の早送り（追加投与）を行ってもよい。十分な鎮静が得られたら減量する（維持量は通常 5〜10mg/ 時）

249

水や 200mL 程度の輸液内に希釈し、適宜滴下します。最初、20 滴ほど滴下して、うとうとしたところで滴下を緩め、朝（または決められた時間）までゆっくりキープするという方法が現実的です。輸液ポンプを使用する際は、少しうとうとするためであれば 0.5〜1mg/ 時、しっかり眠る場合は 2〜3mg/ 時程度になるように調整してください。在宅などの環境ではジアゼパム（ダイアップ®）坐剤 4〜10mg を使用することも、間欠的鎮静として有用です。

　なお、間欠的鎮静は時間で区切りますので、「本人の目覚めたい時間に合わせて中止」など看護師に緩い指示をしておくことが重要です。看護師はすべてを入れ切る必要はなく、「○ mL ほど入ったところで入眠し、眠りの深さをみて調節した」「残量○ mL で中止し、残破棄した」「中止後、□分後に覚醒し、本人の苦痛は……」などと記録してください。毎日使用せず、苦痛が強い日や時間を選んで使用することがおすすめです。

間欠的鎮静の強み

　間欠的鎮静は、決して持続的鎮静に劣る不十分な方法ではありません。むしろ短期的に十分な量を使用する方法であり、鎮静による症状緩和の効果をみることもできます。間欠的鎮静を最初に試していて、やはり覚醒すると苦しさが強い場合には、持続的な調節型鎮静に移行します。実際に、この方法でほとんどの終末期の苦痛を緩和することができます。

　患者さんにとっても、必ず中止する方法での鎮静の提案は安心なようです。ミダゾラムの点滴や持続投与を中止すると、多くの場合は 30 分〜1 時間ほどで覚醒しますので、開始する前に「ご安心ください。途中で何か用事があったら起こしますから（笑）」と言うと、ホッとされることも多いようです。

ねころんで読める緩和ケア

鎮静をもっと現場に！ 試合中盤から待機する「頼れるリリーフ投手」

ピンチを抑え、必要な局面で助けてくれるミダゾラム

　さて、具体的な鎮静の方法は上述のとおりですが、ここで「鎮静」という緩和ケアのスキルの意味合いを考えてみましょう。やや不謹慎なたとえですが、鎮静は野球の試合でいう最強のリリーフ（救援）投手です。一生懸命、先発投手が試合をつくってきても、相手の攻撃（苦痛）がなかなか手ごわく打ち込まれたときに、助太刀をしてくれる仲間なのです。このような仲間がブルペンにいてくれるといないとでは、皆さんのチームの勇気は随分と違うのではないでしょうか（皆さん自身も、がん・非がんを問わず、人生の最終段階の医療においてはそういう病院に入院したいのでは……）？

　ちなみに野球でいえば（リードしていても負けていても）、そのあと、9回表裏の攻撃をピシッと抑える役目の「クローザー」は、薬ではなく、質の高い終末期ケア・コミュニケーションだと私は考えています。質の高い看取りのケアが背後に控えているからこそ、私たちはこの1試合に全力を尽くすことができるのです。

　そのような守護神がいることを信じつつ、ピンチの場面で登場するリリーバーであるミダゾラムの起用には、豪速球だけでなくスローカーブや変化球も投げられるスキルが求められます。それが、調節性のよいミダゾラムの間欠的または調節型鎮静なのです。仮にその調子がよければ（つまり、よく苦痛を緩和することがわかれば）、ミダゾラムはロングリリーフ（持続的な深い鎮静）への移行が可能です。ぜひ、皆さんの現場でも、ガイドラインなどをもとに組織で勉強し、導入をご検討ください。

ダイアップ®やセニラン®の在宅処方の際はしっかり連携を

　なお、在宅医療では、ミダゾラム持続注ももちろん可能ですが、より簡便な代替としてジアゼパム（ダイアップ®）坐剤（4・6・10mg）やブロマゼパム（セニラン®）坐剤（6mg）を用いますが、これらは予測的に処方するだけでなく、訪問看護の皆さんとしっかり情報共有をして使用しましょう。よく連携がとれていて、かつ慣れている訪問看護では安心ですが、慣れないスタッフの場合に、要件外（苦痛の強さ、改善可能なほかの方法を評価・検討しない、ご本人・ご家族と合議していない）で使用し、思いがけない呼吸抑制やQOLの低下（コミュニケーションの機会が減る）が発生してトラブルとなることがあります。往診医師と看護師、薬局でしっかり情報共有し、鎮静は苦痛緩和の手段の一つであること、安易な眠り薬ではないが、必要時には使用できるよう説明しましょう。

急速かつ持続的な深い鎮静の導入
〜最期の安楽を保証する私たちの「約束」〜

突然、苦痛が急性増悪することも……

　これまで述べてきた間欠的・調節型鎮静は、実際の臨床の主体であり、ほとんどの場合、この方法で多くの苦痛は緩和することができます。つまりうとうとしながら、必要に応じてミダゾラムの量や使用時間を調節し、場合によっては徐々に深い鎮静に移行していくこともできるわけです（どこからが深い／浅いかの議論は割愛します）。

　しかし、まれにではありますが、極端に破滅的（カタストロフ）といえる強い苦痛が短時間にその人を襲う、考えたくはない状況が生じます。たとえば、がんであれば、出血、窒息、腸管穿孔、肝出血、心タンポナーデ、がん性リンパ管症などがあり得ますし、積極的治療が困難となってきた心不全や間質性肺炎・肺線維症などの非がん患者では、それまでの治療やケ

アなどの想定を超えた強さの苦痛が急性増悪として現れることがあります。

しかも、だいたいが突然です。この場合は、前述の調節型鎮静を意図しても、0.5mg/時〜程度の量でうとうとする程度ではとてもとり切れない苦痛なのです。もちろん、患者さん・ご家族の状況によっては、鎮静薬をあえて使用せず、自然に死が訪れる直前に意識が低下するまで支援することも、間違いではありません。また、予想外の苦痛が急に起きたときに、ご本人への意思確認や推定が困難な場合も多くあります。

価値観・選好や恐れに基づき、将来について話し合おう

しかし、もし、あらかじめ人生の最終局面にそういった苦痛が生じる可能性が高いとわかっていたような場合はどうでしょうか。たとえば、これまでも何度も苦しい思いをしてきた急性増悪をくり返す間質性肺炎や慢性心不全、また人工呼吸器を装着しないと決めている神経難病の患者さんには、そのときがいつかを「予測することは困難」ではありますが、その苦痛が「難治性の呼吸困難」であることはだいたいにおいて予想できます。もし、「そのときを含め」、最期まで穏やかに過ごせるようしっかり苦痛を和らげてほしいというニーズを事前に把握しているのであれば、事前に鎮静を含めた症状緩和の方法を提示し、患者さん・ご家族の「仮の同意」を共有しましょう。そうすることで万が一の場合に、最終的な判断を医師が「下しやすく」なります。

ここで「医師が判断を下す」と書きましたが、これは「共同意思決定」や「アドバンス・ケア・プランニング（advance care planning：ACP）」の昨今の流れに反しているのではないかと思われるかたもあるかもしれません。本書では、緩和ケアにおけるACPや意思決定支援、コミュニケーションの重要性（何より大切なこと）をふまえつつも、あえてそれに対しては紙面を割いておりません。しかし、誤解を恐れずに書きますが、ACPや共同意思決定の枠組みを丁寧に理解し、チーム医療を実践するうえでも、特に急性期の重篤な病態において緊急の合意形成と意思決定が必要な局面では、その場で「決断を下し」治療方針を決定するかじ取りは、

主に医師を含む中心的な立場の医療従事者（看護師も含む）が代表して行うのです。

　もちろん、「いや、患者さんやご家族の意見は？」「看護師や多職種とのチームでの合意は？」と考えるのは間違いではありません。しかし、急な病状変化に際して、患者さんやご家族、ケアスタッフを含むチームが動揺するときには、ご本人やご家族にその決断を仰ぐのではなく、病状の重篤さや回復可能性の少なさなどを医師が総合的に判断して、「残念ながら急に状態が変わってきたようです。……鎮静の有無にかかわらず、生命の長さが限られている状況と思います。……前に提案した薬を使うことで、いまの苦しさを和らげることができると考えます。そして、以前伺ったご本人のお考えをふまえると、私たちは『いまが、○○さんとの約束を果たすとき』ではないかと思います」と、ご本人の尊厳を保つという視点から方針を提案し、毅然と伝えることが必要なのではないでしょうか。これは、未成年者や小児など、同意能力を欠く年代の人とその保護者に対する説明と賛意（インフォームド・アセント〔informed assent〕）に近いプロセスですが、実際に、急変に際しての治療中止や鎮静などの難しい状況では、必要な対応と考えます。

　ここで、医師が妙にヒーローを気取る必要はありません。もちろん多職種が連携しながらですが、タスクシフティング（業務移行）の意味で、在宅や夜間の急変などに際して現場の看護師が説明し、事前に医師の指示のもと処方された薬剤（ジアゼパム〔ダイアップ®〕坐剤など）を用いて調節型の鎮静を開始し、深度を深めることは十分に可能です。

　しかし、まれに生じ得る、急速かつ致死的と思われる苦痛の増大においては、初めから深い鎮静を考慮に入れた介入が必要になり、その際のコミュニケーションは、信頼関係を構築できている医師（または看護師）がかかわり、急激に病状が変わったこと、生命予後が限られることを含め、伝えることが望ましいのではないでしょうか。いくらそれまでよいケアを続けていても、急変時にそれを伝えず、予後の見立てをふまえない中途半端な説明は、鎮静後の死亡に至ってトラブルとなることがあります。私たち

は部分的なCPR（心肺蘇生）を行わないことと同じく、最後の鎮静までを含んで説明するなど、無効なケアを避けるべく努力することが望ましいと考えます。

未来の苦痛に対して、事前に鎮静に備えた説明は必要か？

　上に述べたように、たとえば将来は呼吸不全で亡くなることが高い確率で予想される患者さんに対して、あらかじめ鎮静について患者さんご家族に説明し、事前同意を得ておくという介入については、それが実際に必要になった際に、「あのとき話していたことですが……」と切り出しやすいという点で有用な介入です（苦しくなってから話し合うことは現実的に難しいことがあるため）。WHOによる緩和ケアの定義（1章参照）にも、さまざまな苦痛を予防する（prevention）ことも方策であると書かれているわけですから。

　しかし、鎮静の事前説明をデフォルトとして常に行う（リスクの高い人みんなに同意を得ておく）ことが有用かどうかは、今後の検証が必要と考えます。将来のケアに関する提案（ACP）は、決して患者さんが望まないタイミングで医療従事者側がすべてを提案するのではなく、そのニーズに患者さん自身が気づいたときに提案する、または気づけるように支援する、というプロセスのなかで行われるべきだからです。全く準備ができていない段階での鎮静についての説明や事前の同意は、「死が近くなると、もがき苦しむのではないか」という不安を無用に搔き立てることにもなりかねません。そのため、将来、特に持続的な深い鎮静を急速に導入する必要が高そうな患者さん（慢性呼吸器疾患や心不全、気道出血、消化管穿孔を生じそうなかたなど）や、患者さん・ご家族が将来の苦痛を心配していて、こちらも話せそうだな、と思うタイミングをキャッチし、鎮静という選択肢についてどう思うかを聞いておく、というのが現実的によい方針ではないかと思います。

なお、特に急速かつ深い鎮静の導入には、医師だけでなく、看護スタッフを含めて、その場合のオペレーションがきちんと遂行できるよう、プロトコル（手順）について事前の取り決めをしていくことが有用です。医師だけがわかっていて、指示を出せば看護師が動く、というチーム医療も、緊急時には重要ですが、それまで価値観ベースのケアを行ってきた「学際的チームアプローチ（inter-disciplinary team approach）」（2章参照）が急に切り替えられない場合（特にホスピス・緩和ケア病棟や在宅医療など）に、職種間での葛藤や不全感が残る場合があるのです。患者さん・ご家族だけでなく、スタッフたちも同じ意思決定のプロセスを共有することが重要なテーマですので、そういった場合の鎮静について事前に勉強会などを病棟で行うことも必要かもしれません。

鎮静は生命の長さを縮めるか？

この問題については、がん患者に対する苦痛緩和のための鎮静を行った場合と行わなかった場合の観察研究[2]が行われています。この結果は非常に興味深いもので、予後予測を短く区切った群どうしの解析においても、鎮静の有無によって残された予後には差がないということが統計学的に明らかになっています。

つまり、 表1 のチェックリストにあるような内容に加えて、「鎮静を行うけれども、命は短くなってもかまいませんよね」と同意を得るような話はするべきでないということです。また、逆に「鎮静が症状を緩和するか」という効果予後については、90%の患者で「苦痛が緩和した」という結果[3]が得られています。これは、がん患者で、予後がある程度限られている人を対象にしている鎮静の話ですので、ほかの疾患の場合に同じかは十分に明らかではありません。しかし、非がん性疾患であっても、さまざまな状況から判断して死が迫っていると考えるかたがたへの苦痛緩和のために、その人の残された生の過程を（苦痛を和らげて過ごすという意味で）より豊かにするために、鎮静という手段が生命予後とトレードオフされ、

差し控えられるべきではないと、筆者は考えます。

ただし、予後が不明確な場合や、実存的な苦痛のなかで「生きる希望がないので早めに鎮静してほしい」（安楽死の代わりのように）というかたへの鎮静は原則として行わない、または保留として、可能な支援の方法を探らなくてはいけません。また、「鎮静が導入されれば、すべての苦痛がなくなって万事OK」ではなく、そのあとも（その人の価値観や選好に配慮しつつ）人生の大切な時間を充実するためのケアは変わりなく続けられなくてはいけません。

鎮静は緩和ケアの原則である「その人がそれまで大切にしてきたことを私たちも大切にし、それが続けられるようにすること」を叶えるための医療であるべきです。ご家族や友人との言語的・非言語的コミュニケーションや、状況に応じて少量の食事を摂ったりするなど、鎮静深度を調節して「よりよく生きる」ことをともに選択していただければと思います。

鎮静を受ける「家族」への コミュニケーション

特に深い持続的な鎮静を受ける患者さんのご家族は、ご自分の家族の苦痛を目の当たりにし、数日内に大切な人を亡くすという悲嘆を体験しています。その時期をご家族が乗り越えられるように支援する、具体的なご家族への介入方法はまだ定まったものはありません。

この点に関して、筆者が気をつけているポイントを整理すると、①鎮静の実施をご家族に委ねず、ともに考え、必要な際は医療従事者が決められることを伝える、②鎮静前後で変わらず患者さん本人へのケアが継続されることを保証し、ご家族にも参加の機会を設ける（強制しない）、③鎮静によって患者さんの最期の苦痛が緩和され、安楽であることを保証する、④ご家族が患者さんの死に備え、よい死の体験となるようなケアを提供する、⑤死の過程を早めるのではなく、本来の自然な（穏やかな）プロセスに近づけるための治療であることを伝える、などです（表3）。

表3 苦痛症状緩和のための鎮静を提案する際の患者さん、家族とのコミュニケーション例

鎮静に関する説明	伝え方の例
鎮静の選択肢を提示して、患者の意向を確認する（★）	「現状はさまざまな方法で苦しさを和らげることを続けていますが、残念ながら苦しさが十分に取りきれず残っておられます。このつらさ（痛み、しんどさ、苦しさ、など表現をアレンジ）を和らげるために、眠くなる薬を用いてうとうとしたり、ぐっすり眠ってやり過ごすことができますが、○○さんご自身は、その方法についてどのように思われますか？」「人によっては深く眠って過ごしたいかたもおられます。他の人では、すこしうとうとするくらいが丁度よいとおっしゃいます。選ぶことができるので安心してくださいね」「眠り続けるのではなく、夜だけ、つらいときだけ、という選択もできます」
患者が意思表示できれば何を希望するかを、家族と相談する（★）	「本来であれば○○さんご自身にお伺いしたいのですが、今は穏やかに話すことが難しいので、ご家族にお聞きしながら何が○○さんによい方法か考えたいと思います。もしご本人が話せるとしたら『苦しさを眠くなる方法で和らげる』ことについて、どのように言われると思われますか？」「○○さんがどのような価値観やケアへの希望をもたれていたか、お聞きしたいと思います。そのような治療（苦しさを薬で眠ってやり過ごす）はご本人の価値観や希望に沿っているように感じられますか？」
家族からの情報をもとに鎮静が選択肢になると考えたことを伝え、責任を共有する（★）	「大切なことを教えてくださりありがとうございます。○○さんのことがよりよくわかるようになったと思います。それでは、今のお話を伺うと○○さんご自身にとっても今の苦しさはつらくない程度の眠気をもたらしてでも、薬剤で和らげて差し上げることがよいと考えます。決してご家族が決めたから行うのではなく、ご本人のこれまでのがんばりを引き続き、私たちも支えるために、一緒に考えさせていただきます。（以下、鎮静後も可能な家族とのふれあいや、ケアのかかわりについて話し合う）」
今後の見通しのなかで鎮静が必要な苦痛が生じる可能性について事前に話し合う（※）	「これまで話し合ってきたことを考えると、万が一、病気のせいで強い苦痛（痛み、呼吸困難など）が生じてしまった場合も、しっかり苦しさを和らげる方法について話し合っておいたほうがよいと思いますが、いかがですか？」「その際は、通常の方法でつらさを和らげる方法のほかに、薬でうとうと／またはぐっすりと眠ることで、つらさを免れる方法があります」「命にかかわる急変の場合には、大変つらいかもしれませんが、同時に眠ったままでお別れをすることになることも考えられます。ただ、その際も変わらず、皆が○○さんとともにあることを約束します」
突然に状況が変わったことをふまえて、鎮静の実施を本人または家族に提案する（※）	「残念ながら、急な変化で命にかかわる状況になっているようです。ご本人と以前話し合っていたことでもありますが、うとうとと眠ることを含めた薬の使用が、この苦しさを楽にする方法だと考えています。薬を使うかどうかにかかわらず、生命の長さは変わらず大事な1日になると思います。このことについて私たちも一緒に考えてみたいのですが、いかがですか？」
患者が鎮静を受ける家族への支援となる説明のポイント（※）	❶鎮静の実施を家族に委ねず、ともに考え、必要な際は医療従事者が決められることを伝える ❷鎮静前後で患者本人へのケアが変わらず継続されることを保証し、家族にも参加の機会を設ける（強制されない） ❸鎮静によって患者の最期の苦痛が緩和され、安楽であることを保証する ❹家族が患者の死に備え、よい死の体験となるようなケアを提供する ❺死の過程を早めるのではなく、本来の生から死への自然なプロセスに近づけるための治療であると伝える

★：文献1より引用改変、※：筆者私見に基づき記載

これらの説明や配慮を含むコミュニケーションは、（野球のたとえが多くてすみませんが）本人の人生の最終段階に、勝っていても負けていても、苦痛が少なく安全に、しっかりと試合を締めくくるクローザー・守護神のような役割です。

　すべての医療においていえることですが、いくら優秀な戦力を備えていても、医療の現場でその結果がよいものにできるかどうかは、多くがコミュニケーションにかかっています。もちろん試合の勝ち負けがすべて、という考えもありますが、私たちは難治性の苦痛を緩和する技術的な医療従事者としてかかわると同時に、その人のことをよく知るかたがたと「同じチーム」であるという意識を忘れず、最期の場面でさまざまなドラマがあっても、ともに勇気をもって（安易な慰めではなく）立ち会うことをすれば、お互いの後悔は少なくなるのではないでしょうか。

　緩和ケアに限らず医療は、人が心と力を合わせるチーム医療です。一般社団法人日本人スポーツマンシップ協会によると[4]、「sportsman」という単語は「good fellow」と示されています。すなわち、スポーツマンとは「よき仲間」だというわけです。ご本人もご家族も、いつか来る終わりの時期に医療従事者に対して望むのは、勝ち負けにかかわらず常に「よき仲間」であり、「同じチームですよ」というメッセージにほかならないと、私は感じています。初めは医療従事者と対立をするような言動が強かった患者さんやご家族との対話をサポートする役回りを、筆者は引き受けることがありますが、さまざまな感情を受け入れるように聞き、共感を伝える目的で、面談の最後に「一緒のチームですからね」と確認の言葉をかけることがあります（同席する看護師や主治医にも）。「大丈夫ですよ、立派に闘っていますよ」「私たちにとって大切な人ですよ」と伝え、希望を共有し連帯すること。それが本当の多様性、インクルーシブな時代において、緩和ケアにかかわる私たちへの要請なのではないでしょうか。

引用・参考文献

1) 日本緩和医療学会 ガイドライン統括委員会編．がん患者の治療抵抗性の苦痛と鎮静に関する基本的な考え方の手引き（2023年版）．https://www.jspm.ne.jp/publication/guidelines/individual.html?entry_id=1391（2024年6月閲覧）
2) Maeda, I. et al. Effect of continuous deep sedation on survival in patients with advanced cancer（J-Proval）: a propensity score-weighted analysis of a prospective cohort study．Lancet Oncol. 17（1），2016，15-22．
3) Morita, T. et al : Family experience with palliative sedation therapy for terminally ill cancer patients. J Pain Symptom Manage. 28（6），2004，557-65．
4) 一般社団法人日本スポーツマンシップ協会．スポーツマンシップの基礎知識 https://sportsmanship.jpn.com/handbook/

おわりに：誰もが緩和ケアの担い手となるために

重篤な病を抱えた人の診療の場で欠かせないコミュニケーション

 ここまで、身体的な症状緩和（痛み、呼吸困難、せん妄、嘔気）、その人のQOLを良好に保つための症状マネジメント（便秘、食欲不振、不眠）、精神症状（気持ちのつらさ・不安）、苦痛緩和のための鎮静について書いてきました。あくまでも、この本は教科書ではなくねころんでも読める気楽な読みものですので、重要なテーマや臨床疑問が抜け落ちていると読まれたかたもいるかと思います。

 たとえば、緩和ケアを進めるうえで常に重要な「コミュニケーション」や「将来の治療やケアについてくり返し話し合うこと（アドバンス・ケア・プランニング〔advance care planning；ACP〕）」「生きる意味や人生の価値・実存に関わる苦痛（スピリチュアルペイン）」についてなどです。

 特に、緩和ケアを意識したコミュニケーションにおいて重要となる場面として「厳しい病状や予後について話し合う」「死んでしまいたいと言われたとき（希死念慮の部分で少し触れましたが）」「あとどれくらいの命ですかと聞かれたとき」「適応がないのに患者さんやご家族がいつまでも積極的治療を希望するとき」などがあります。このような「悪い知らせを伝える」「治療とケアのゴールを話し合う」「設定したゴールに沿った選択を支援する」コミュニケーションは、がん医療だけでなく、非がん疾患、特に重篤な病を抱えた人への診療が主となる急性期・救急・集中治療・在宅医療を実践されるすべての医師の皆さんに学んでいただきたい「スキル」です。人柄や才能によらず、誰でもスキルとしてのコミュニケーションを磨くことができます。

 また、ACPは、重い病を生きる人や家族がたどるプロセスを、より主体的で意義深いものにするために、緩和ケア実践の本体ともいえる必須の要素です。しかし、筆者は「ACP（人生会議）」という言葉や取り組みが、ここ数年日本でもてはやされてきたことには複雑な思いを禁じ得ません。

別に反対しているわけではなく、ACP の「現場での実装」をぜひ推進したいという思いは誰にも負けない自覚があるのですが、この本でお伝えしたいのは、もっと基本的・根本的な部分での緩和ケアなのです。

ACP 以前に「質の高い症状緩和・ケア」を！

　ACP は「患者・家族・医療従事者の話し合いを通じて、患者の価値観を明らかにし、これからの治療・ケアの目標や選好を明確にするプロセスのこと」と定義されますが、それはその過程においては身体的なことにとどまらず、心理的、社会的、スピリチュアルな側面を含みます。つまり、患者さんの価値観をこれからの医療・ケアに反映させることを前提に行われる話し合いですので、私たち医療従事者側が患者さん側の多様な価値観に沿った医療やケアを柔軟に提供できることが求められます。つまり「私たちがこの状況で提供できるメニューはこれこれですが、ご注文は？」と聞くのではなく、私たちがその人の生きてきた時間に合わせ、いちばん笑顔になれる一皿を、ともに創作してお出しするのが、本来の ACP の目的なのです。

　しかし実際には、「病状の悪化を受け入れられないままに、これからの療養先を決めるように言われた」「急変時は DNAR（do not attempt resuscitation）に同意するかを、いつまでに決めてくるように促された」など、主体が"患者さん・ご家族"ではなく"病院"になってしまうことはないでしょうか。

　そこにはコミュニケーションやチーム医療の不全化、現在の医療現場で提供できる医療やケアの幅の狭さ、自由度の低さが影響しているように思います。たとえば、「つらくなく過ごしたい」という患者さん側の希望にかかわらず医療従事者側が症状の緩和に応える十分なスキルをもたず、これからのことが不安で何度も聞きたい人に「優しく何度もおしえてくれる」スタッフがおらず、なるべく「自分の好きなものを食べたい」という希望に対してよりよい方法を検討できず「食べることはできません」「絶飲食

の指示なので」と返すだけで終わってしまう環境では、ACPを行う意味はないということになります。

ACPは、その人の医療やケアの選択を、その生きかたに最適化するための取り組みであり、医療現場には多様な患者さんの価値観や選好に合わせられるケアの質や自由度、柔軟性を高める努力が必要だからです。ですので、「食べられないから、後は胃ろうをしますか？　鼻から管を入れますか？」ではなく、そのような医療を選択する以外に、「その人はどのような考えや選好をもってそこにいるのか」「嚥下する力を過小評価していないか」「どうしたら安全に少しでも好きなものを食べられるか」を、専門職の立場からしっかり検討し叶えることが、ACPの本来のアウトカムなのです。

この本では、医療現場においてこの辺りがおざなりになってしまっている状況を危惧し、まずはさまざまなニーズに対し、自信をもってさまざまな症状への緩和ケアが提供できる知識や説明のコツを学び、現場で実践していただければと思い、書き進めてきました。

その人が体調を整え、心も元気になる「緩和ケア」のスキルを増やしていくことで初めて、「今後についての話し合い」が豊かな意味をもって力を発揮するのではないでしょうか。

「聴く」・「待つ」・「ともにある」緩和ケア

最後に、緩和ケアにおいて、さまざまなコミュニケーションスキルが重要なことはもちろん大前提として（そのためのよい教科書がたくさん出ています）、私が最も重要と考える姿勢は「聴くこと」「待つこと」「ともにあること」です。

聴くこと

まず「聴くこと」です。私たちは患者さんに何かを問われると、つい「正しい答え」「わかりやすい回答」を返さなくてはいけないと思うのです

が、多くの患者さんは正解を問うているのではなく、不安や希望を抱えて話を切り出しています。

たとえば、人生の最後に「好きな服を着て外出したい」という入院患者さんに、「コロナ禍で面会・外出はできません」と答えるのではなく、仮に病院の規則を伝えるにしても、その前に「どんな服を好まれているのか」「どんな場所で生きてきたのか」を聴くことはできるはずです。また、感情を表出されている患者さんの言葉に対して、「そのように感じられたのですね」と聴くことで、患者さんは評価や批判を交えずに「受け入れてもらえた」と感じます。

人は答えではなく、「自分を受け入れてもらいたい」という欲求があり、「聴いてもらっているときには自分自身でいられる」こと、「気持ちの整理の機会」を求めているのです。医療従事者は「話を聴くしかできない」のではなく、「受け入れるように聴く」という、きわめて大きな力をもっています。

待つこと

次に、「待つこと」です。これは、先回りして感情に言及したり、患者さんの「思い」を引き出そうとするのではなく、静かに次の言葉やタイミングを待って話を促すことを指します。また、さまざまな bad news を医師が伝えたあとは、すぐに説明や話を続けるのではなく、じっと患者さんに注意を向けながら、次の言葉を待ちましょう。

「父が寝ているのは『薬のせいだ』と思うから、痛み止めをすぐに中止してくれ」と、何度も何度もナースステーションに来て話される、看取りが近い患者さんのご家族に出会ったことがあります。具合が悪いことは理解しておられるはずなのですが、よく「受け入れられない」とよばれるご家族なのでしょう。そこで、緩和ケアを学んだ看護師が、その気持ちに共感しつつ、痛みがない状態はご本人の願っている自然な姿で、いまの状態は全身の変化からくる自然なものであること、このままみていてよいことを、ご家族に丁寧に説明をしてくれました。優しく微笑みながら、何度

も、何度も。私はそのような優れた看護師の皆さまの姿勢から、何度となく緩和ケアの本質を学んできたことに、いつも感謝しています。

そう、一度や二度の面談で、患者さんやご家族が状況を理解し、了解を得ることは難しいのです。だからこそ重要な話は段階を追って、早いうちから「この説明をどう思われますか」と尋ね、ご家族の認識の変化を待ちながら進めていく必要があります。残念ながら医療現場で生じるさまざまなトラブル（双方にとって不幸な医療訴訟など）の多くは、「聴くこと」「待つこと」を蔑ろにしてしまった結果ではないかと、自戒を込めて思うことがあります。

ともにあること

最後に、「ともにあること」です。「ともに」の意味は、同じ人間としてかかわり続けること、医療従事者として責任をもって対処すること、という両方の意味です。

自分の体調をみて判断してくれる医師に、患者さんは一定の敬意を払いつつも、内心は自分を全く知らない別の世界の存在と考えているかもしれません。ぜひ、「〇〇さん」と名前をよび、率直（正直）に語りかけましょう。自分はあなたのことを気にかけていること、大切なあなたが「いまの状態で、ずっとよい状態でいられることを願っているけれど、心配もしている」ということを、率直に伝えましょう。また、徐々に治療や病気以外の話題を大切にするようにしましょう。もし会話が難しい状態になられたとしても、看護師と一緒に部屋を訪れ、「会いに来ましたよ」「そばにいますよ」と、声に出して伝えてみましょう。そして、自分が不在の際の対応や看取りを、ほかの医師やチームに依頼する際には、その医師に「〇〇先生から、これまでの経過を聞いています」と声をかけてもらいましょう。

優れた医療従事者は、目の前の患者さんにできることを行うだけでなく、立ち寄り、声をかける姿勢で、よりよい関係性を築き、その人の存在をよりよいものに高める不思議な力をもっていると感じます。私がこれらのことを学んだのは、医師だけでなく、看護師をはじめとする多職種の皆さん

のかかわりからでした。どのスタッフも（実はあまり年齢は関係なく）、その人の心と体の準備を支援しながら、一方でよく聴き、待ち、静かにそれを承認しながらそばにいることで、本当の緩和ケアの担い手としての姿勢を私に示してくれていたのだと感じます。

医療従事者と患者さんの交流 ～明日は良くなる、を双方向の希望に～

　ここまで読んでくださった皆さんが、いままで「自分には緩和ケアができていない」と考えていたのなら、それは大きな間違いです。

　皆さんは、日々の外来や、病棟での入院患者さん、そしてご家族とのかかわりのなかで、患者さんからの期待を引き受けることに疲れ、なるべく医療の専門的な部分を提供すること、職業上のルーティンをこなすことで、「医者らしい医者」を演じているかもしれません。しかし、疾患自体が改善したときにはそれ自体が医療従事者の喜びでもありますが、さらに患者さんから「先生、おかげさまでよくなりました、ありがとう」と言われたときや、スタッフからの信頼を得られたと感じたときには、さらにうれしいのではないでしょうか。

　そこで、同じことを患者さんやご家族、そしてスタッフに返しましょう。つまり、苦痛を緩和することに加えて、「今晩は昨日より楽に休めると思います」と、一緒によい明日に期待し、「落ちついたら、また話しましょう」と絆を結ぶのです。そして、患者さんに信頼を託されたら、それに向けて気持ちを高め、改善が見られたときは私たち自身の喜びも伝えるのです。それにより、皆さんのかかわりは患者さんにとっても医療従事者にとっても、よい明日をイメージした「双方向のケア」となります。

　……しかし患者さんが、「先生、まだしんどいです。いつよくなりますか？」と、つらそうに表出しているときには、どうでしょうか。「目の前の人に、何かできることはないのか……いや、末期だからそんなもんだ……」など、さまざまな感情がもやもやしつつ、「薬を増やすしかありま

267

せん」「遠慮なく看護師を呼んでくださいね〜」など、つい対処方法を伝えることに逃げてしまいがちではないでしょうか。

しかし、うまくいかない場面でこそ、プロフェッショナルの出番です。このようなときは、まず、「まだ、しんどい感じなのですね。もう一声、楽になる方法を考えますね」と、プロとして引き続き対処に向けて努力することを約束することが、医師・看護師の一つの務めです。医療従事者が先に諦めてはいけないと思います。

そして、もう一つのより重要な声かけとしては、「そうですか。本当に、よくがんばっておられますね」と、患者さんの苦しみを受け入れることです。

実は、このように話すことは患者さんへのケアであるだけでなく、医療従事者自身の壁を乗り越えるためでもあります。私自身も症状緩和や問題へのアプローチがうまくいかないときに「病気や苦しみを『管理＝マネジメント』できない」自分に負い目を感じ、その先の患者さんとのかかわりをおっくうに感じることはよくあります。しかし、ここで本当に苦しんでいるのは患者さんたちであり、私たちではないのです。

大切なことですが、精一杯の医療・ケアを受けていても、患者さんが苦しみ悩む時間、さらに死という乗り越えがたい現実がなくなることはなく、それは私たちの医療やケアの力が足りないがゆえではありません。重篤な病や人生に生じた苦しみは「患者さん自身のもの」であり、私たちはその苦い盃が飲み干されるのを見届けなければならないのです。

私たちは一つひとつの苦痛や問題の重さを測り適切に対処するだけではなく、苦しみを抱えながら生きている人と家族、スタッフの全体を見守り、「横から」支えましょう。

「症状緩和やケアの力」、さまざまな「穏やかさを取り戻す工夫」も大事ですが、同時に苦しみを乗り越えようとしている人の力を信じ、「かかわり続ける」ことが必要です。

何も高尚なかかわりである必要はなく、患者さんを訪れるたびに医師や看護師としてのかかわり（聴診や触診、手当て）を続けましょう。そして

そのかかわり自体を、私たち自身が愉しみ、微笑みながら、「あなたは大切ですよ」というメッセージを言葉や振る舞いで伝え続けることができれば、その時間は私たち自身をも支えてくれます。

　これからの時代、疾患の種類や療養の場を問わず、そのような通常の医療（介護）のかかわりが、自然に皆さんを「基本的な緩和ケアの担い手」にすると信じています。

　そのとき救われるのは患者さんやご家族だけでなく、かかわるスタッフ、そして現在と未来の私たち自身ではないでしょうか。

　ここまで私を教え導いてくれたすべての人に感謝します。

　最後までお読みいただき、ありがとうございました。

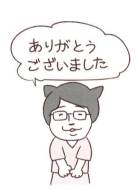

資料ダウンロード方法

本書の資料は、WEBページからダウンロードすることができます。以下の手順でアクセスしてください。

■ メディカID（旧メディカパスポート）未登録の場合

メディカ出版コンテンツサービスサイト「ログイン」ページにアクセスし、「初めての方」から会員登録（無料）を行った後、下記の手順にお進みください。

https://database.medica.co.jp/login/

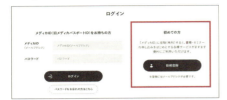

■ メディカID（旧メディカパスポート）ご登録済の場合

①メディカ出版コンテンツサービスサイト「マイページ」にアクセスし、メディカIDでログイン後、下記のロック解除キーを入力し「送信」ボタンを押してください。

https://database.medica.co.jp/mypage/

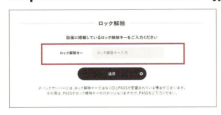

②送信すると、「ロックが解除されました」と表示が出ます。「ファイル」ボタンを押して、一覧表示へ移動してください。
③ダウンロードしたい資料のサムネイルを押すと「ダウンロード」ボタンが表示され、資料のダウンロードが可能になります。

ロック解除キー　57taiag57

＊WEBページのロック解除キーは本書発行日（最新のもの）より3年間有効です。有効期間終了後、本サービスは読者に通知なく休止もしくは終了する場合があります。
＊メディカID・パスワードの、第三者への譲渡、売買、承継、貸与、開示、漏洩にはご注意ください。
＊データやロック解除キーの第三者への再配布、商用利用はできません。
＊図書館での貸し出しの場合、閲覧に要するメディカID登録は、利用者個人が行ってください（貸し出し者による取得・配布は不可）。
＊雑誌や書籍、その他の媒体および学術論文に転載をご希望の場合は、当社まで別途お問い合わせください。
＊データの一部またはすべてのWebサイトへの掲載を禁止します。
＊ダウンロードした資料をもとに作成・アレンジされた個々の制作物の正確性・内容につきましては、当社は一切責任を負いません。

著者紹介

神谷 浩平
（かみや こうへい）

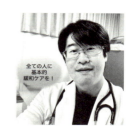

一般社団法人 MY wells 地域ケア工房 代表
（元・山形県立中央病院 緩和医療科 科長）

2001年山形大学医学部卒業。山形県立日本海病院（研修医）。山形大学医学部附属病院、山形県立中央病院麻酔科を経て、2008年筑波メディカルセンター病院緩和医療科へ。緩和医療・緩和ケアを志真泰夫、木澤義之、長岡広香、久永貴之の各氏に師事。2018年、同緩和ケアセンター・副センター長を併任。
2010年に山形県立中央病院緩和ケア病棟医師となり、2011年に同院緩和医療科医長に就任。
2020年に退職し、一般社団法人 MY wells 地域ケア工房を設立。地域の医療介護従事者を対象に、基本的緩和ケアのスキルアップと連携促進を目標とした協働型コンサルテーション活動に従事している。

日本緩和医療学会代議員（東北）
日本緩和医療学会 緩和医療指導医
日本死の臨床研究会 世話人
日本臨床倫理学会 臨床倫理認定士（基礎）

一般社団法人 MY wells 地域ケア工房の HP
　　https://www.mywellswebsite.com

　　　　　連絡先 E-mail：yamagata.kanwa@gmail.com

ねころんで読める緩和ケア
―「聴く・待つ・ともにある」医療従事者
　に向けた実践書

2024年10月20日発行　第1版第1刷

著　者　神谷 浩平

発行者　長谷川 翔

発行所　株式会社メディカ出版
　　　　〒532-8588
　　　　大阪市淀川区宮原3－4－30
　　　　ニッセイ新大阪ビル16F
　　　　https://www.medica.co.jp/

編集担当　井奥享子
編集協力　江頭理恵子
装　幀　市川 竜
イラスト　藤井昌子
組　版　株式会社明昌堂
印刷・製本　日経印刷株式会社

© Kohei KAMIYA, 2024

本書の複製権・翻訳権・翻案権・上映権・譲渡権・公衆送信権
（送信可能化権を含む）は、（株）メディカ出版が保有します。

ISBN978-4-8404-8533-3　　Printed and bound in Japan

当社出版物に関する各種お問い合わせ先（受付時間：平日9：00～17：00）
●編集内容については、編集局 06-6398-5048
●ご注文・不良品（乱丁・落丁）については、お客様センター 0120-276-115